疾病の回復を促進する薬

櫻井　隆・服部信孝

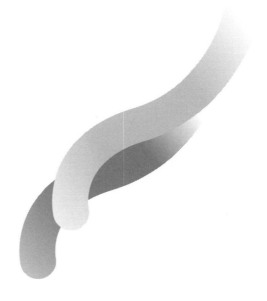

（改訂版）疾病の回復を促進する薬（'21）

©2021　櫻井　隆・服部信孝

装丁・ブックデザイン：畑中　猛

i-15

まえがき

　医療の現場において，薬を用いた疾病の治療，検査，予防は欠くこと
ができないものであり，チーム医療を基盤とした現代の医療において
は，すべての医療従事者が薬についての知識を身につけることが求めら
れている。今後，その重要性はますます大きくなっていくと予測され
る。薬を有効かつ安全に使用するためには，薬が作用するメカニズムだ
けでなく，その効果に影響を与える因子，発生しうる有害作用について
の基本的な考え方を，十分に理解しておく必要がある。薬には必ずリス
クが伴うことを理解し，有害作用を予測して未然に防ぐこと，また発生
した場合にも最小限にとどめるよう連携し対応することが求められる。
　また，分子標的薬を中心に新しい薬が開発され，治療薬が大きく変化
している分野もある。第3章から第13章までの薬理学各論においては，
主要な疾患やその治療・検査に用いられる薬物の作用機序，適用，副作
用および使用上の注意点などの執筆を，各分野の第一線で活躍する医師
が担当することで，現在の医療の現場・実情を反映した内容とすること
を目指した。しかしながら，今後ゲノム情報をもとにした個別化医療な
どさらなる変化が予測され，関連する領域を学びつつ最新の情報を入手
するよう努力していく必要がある。本書における薬理学の基礎をもと
に，不十分な部分は参考書などとして示した関連の教科書を利用して補
い，より深く学ぶことを通して実践的な知識として身につけていただき
たい。
　さらに，医薬品は法的な規制のもとにあり，適切な使用・管理を行う
ことは当然であるが，薬の社会的な側面についても十分配慮しつつ薬物
を用いることが求められる。新薬の使用開始に伴い，新たな薬物相互作

用，有害事象が報告され，注意喚起・警告がなされることもある。医薬品・医療機器等安全性情報や添付文書などにより，最新の情報を積極的に収集する習慣をつけることも大切である。

　上記のような事情から，初学者の方にとっては理解がむずかしい部分もあると思われる。人体の構造・機能に関する解剖・生理・生化学，疾病に関する病理学，病態生理学，微生物学など関連する分野について復習・履修しながら，勉強を進めていただきたい。本書がより良い医療のために少しでも役に立てば幸いである。

櫻井　隆

目 次

1 | 薬理学総論（1）

櫻井　隆

《**目標＆ポイント**》　薬は病気の予防，診断，治療に用いられる化学物質であり，薬理学は薬と生体との間に起こる相互作用を明らかにする学問である。薬が有益な効果を現す一方で，有害な反応も生じる仕組みについて基本的な考え方を理解する。薬の基本的な分類や法律による規制などについても学ぶ。

《**キーワード**》　薬物受容体，用量反応曲線，副作用，有害反応，新薬の開発，法規制

1．はじめに

　生体では，外的な環境の変化にかかわらず体内の環境は一定の範囲に維持されており，恒常性（ホメオスタシス）とよばれている。病気の背景にはこのような体の恒常性の破綻，生理的な機能の乱れがあり，薬物はそれを是正するか，あるいは，回復を助けることによって効果を現す。ほとんどの薬物は，生体内のタンパク質などの機能分子に結合してその機能を変化させることにより作用を示す。その機能分子は薬物標的分子または薬物受容体とよばれる。

　この章では，薬物が臓器・組織・細胞・分子のレベルでどのように作用し，効果を現すかという，薬理学のなかで「薬力学」とよばれる内容を扱っている。薬物の作用を生体内の薬物受容体と薬物の相互作用という観点から考え，一般的な原則について学ぶ。これらは，薬に期待される効果が現れるメカニズムについての理解に重要であるばかりでなく，

有害な作用（いわゆる副作用）について理解し，薬を有効かつ安全に使用するための基礎的な知識となる。程度の差はあれ，薬は必ず有害作用を引き起こしうるため，薬を用いるときにはその治療効果と有害作用のバランスを考えることが大切である。

　現在，病気に関連した細胞機能の変化，細胞内の情報伝達系の解明や薬物標的分子などの研究だけでなく，ゲノム・エピゲノム解析とその応用が進展している。これらの研究に基づいた新しい薬物の開発にもふれる。

2．薬理作用の基本

（1）機能の促進と抑制

　薬は，生体が本来もっている機能を促進または抑制することにより，病態において正常な範囲から逸脱している状態を正常範囲に戻すようはたらきかける。薬は生体内の機能分子に結合してその機能を変化させることで作用を現すのであり，生体に本来なかった新しい機能を付け加えることはない。高血糖の治療時にインスリンを過剰に投与すると低血糖となるように，作用が強すぎれば，正常範囲を通り越して異常な状態を生じる。また，薬を大量に投与することで機能を麻痺させて，元の状態をかえって悪化させてしまうことも起こりうる。強心薬のジギタリスは適切な量では弱っている心臓の機能を高めるが，過剰になると心臓の機能を損なう作用が生じる。

（2）薬物の標的選択性

　薬には，特定の標的のみに作用して他の生体分子の機能に影響を与えないことが期待されるかもしれない。しかしながら，一般的に低分子の化学物質である薬物とそれに比べれば巨大で多種多様な生体分子との間

でさまざまな濃度依存的相互作用が生じうるため，標的とは全く関係のない分子の機能を変化させる"オフターゲット効果"が発生しうる。実際には，薬はある限られた濃度範囲において特定の分子に作用する選択性をもつと考えるべきである。また，生体内では同一の標的分子が多くの種類の細胞に発現していることも多い。もし細胞ごとにその標的分子の作用が異なっている場合には，生体のなかでの薬物の効果は単一ではなく，場合によっては有害な反応が起こりうる。このように，生体において薬物は複数の生体機能を変化させうる。そのなかでもある濃度範囲で治療に寄与する作用を示し，許容できない有害反応を通常引き起こさない薬物が医薬品として用いられている。

（3）主作用と副作用

　病態の改善や症状を軽減するように生体の機能を変化させることを目的として，薬が使用される。この治療に寄与する，薬に期待する作用を主作用という。しかし，これまで述べてきたように，薬の多くは治療効果を発揮する量で，治療に関係しない作用または有害となる作用を示しうる。これらの作用を，主作用に対して副作用（side effect）とよぶ。副作用は，有害な作用だけでなく，治療のために期待していない無害な作用も含んでいる。副作用も本来薬物がもつ作用であり，明らかに有害な作用以外は，主作用となるか，副作用となるかは主観的なものと言える。たとえばアスピリンをかぜ薬として用いる場合，抗炎症作用が主作用，血小板抑制作用は副作用であるが，血栓形成抑制のため低用量で用いる場合は，血小板抑制作用が主作用，抗炎症作用は副作用である。しかしながら，有害であり，治療において期待されることのない胃粘膜傷害作用は，どのような場合にも副作用である。これらのすべての作用において，アスピリンの標的分子はシクロオキシゲナーゼであり，薬理学

的性質により生じる作用である。「副作用」は一般に有害作用（adverse drug reaction）を意味しているが，薬は必ずしも有害ではないが意図していない多くの作用を示すことを意識して用いたほうがよい。また，過量投与時の有害な作用は中毒として別に考える。

3. 薬物の作用機序

　生体の機能は，神経系，内分泌系，免疫系などにより調節されており，恒常性の維持に重要な役割を果たしている。細胞間の情報伝達は，生理活性物質とよばれる神経伝達物質，ホルモン，サイトカインなどの，ごく微量の化学物質によって担われている。細胞には，生理活性物質が特異的に結合してその情報を伝え，収縮，分泌，遺伝子発現，増殖などの細胞機能を調節する，受容体とよばれるタンパク質が存在している。経験的に見いだされた古典的薬物の多くは，これらの生理活性物質の受容体に結合することで，その作用を変化させて機能することが明らかにされてきた。生理活性物質と構造が似た薬物の結合により受容体の機能が変化することは，容易に想像できる。また，受容体は細胞間情報伝達・細胞機能調節の要となる分子であることから，治療に有効な作用を引き起こす標的分子として適している。「薬物受容体」はこのような実態が解明される以前に考えられた仮想的な概念であったが，結果的にはその多くが生理活性物質の受容体と同一のものであることが明らかとなった。また，細胞機能の発現にかかわる酵素やチャネルなどに直接結合し，その阻害や活性化により細胞機能に影響を及ぼす薬物も存在する。

　多くの薬物は受容体に結合して生理活性物質と同じように作用するか，結合によって生理活性物質の結合を妨げたり，効果を弱めたりすることによって作用を発揮している。生理活性物質と同様のはたらきをも

つ薬物をアゴニスト，作動薬，作用薬，刺激薬などとよぶ。生理活性物質そのものもアゴニストである。一方，生理活性物質の作用を抑制する薬物をアンタゴニスト，拮抗薬，遮断薬，ブロッカーなどとよぶ。また，その作用に関係なく受容体に特異的に結合する化合物をリガンドという。

4．薬物の濃度・用量と反応の関係

（1）受容体結合と反応の関係

　ある薬物が，細胞膜上に存在する受容体のアゴニストとしてはたらくとする。薬物がその機能を発揮するためには，作用部位において受容体に結合する必要がある。そこで，細胞膜上に存在する受容体に対して，薬物がどの程度結合しているかを示す受容体結合率を考える（**図1-1A**）。薬物が低濃度のときにはわずかな数の受容体としか結合していないが（**図1-1Aa**），濃度を上げていくと結合率は増加し，ある濃度で受容体の50％が薬物と結合している状態となる（**図1-1Ab**）。さらに濃度を上げていくとすべての受容体が薬物と結合している状態（飽和）になり，それ以上濃度を上げても結合率は100％のままで変わらない（**図1-1Ac**）。詳細は省略するが，質量作用の法則から薬物濃度と薬物の受容体結合率の関係が導かれる（**図1-1B**）。薬物と受容体の結合の強さを示す親和性は，50％の受容体が薬物と結合する薬物濃度に相当する解離定数 K_D（**図1-1Bb**に相当）を指標として表される。K_D 値が小さい薬物のほうが，親和性が高い。

（2）薬物濃度と反応の関係

　次に，上記の薬物が結合することにより受容体が最大に活性化され，その効果が連続的な値として得られる場合を考える。**図1-1A**における

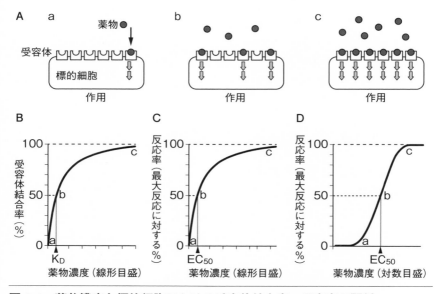

図 1-1　薬物濃度と標的細胞における受容体結合率，反応率の関係
　B，C，D 中の a〜c は，A における a〜c の状態を示す。
　（櫻井　隆，他編：疾病の回復を促進する薬，p.6，放送大学教育振興会，2017 より転載）

　矢印（⇨）の数で表されるように，薬物作用の強さが受容体結合率に比例すると考えられるので，上記の薬物濃度と受容体結合率の関係が薬物濃度と薬物による反応の強さの関係を示すことになる（**図 1-1C**）。縦軸は，受容体を完全に活性化して得られる値を 100％，活性化されていないときの値を 0 とする反応率を示している。通常，最大効果の 50％の効果を示す濃度は EC_{50}（half maximal effective concentration）とよばれる（**図 1-1Cb**）。広範囲の濃度にわたって関係を見やすくするために横軸（薬物濃度）を対数でプロットすると，シグモイド曲線とよばれる S 字状の曲線となる（**図 1-1D**）。これが薬物の濃度反応曲線である。

つ薬物をアゴニスト，作動薬，作用薬，刺激薬などとよぶ。生理活性物質そのものもアゴニストである。一方，生理活性物質の作用を抑制する薬物をアンタゴニスト，拮抗薬，遮断薬，ブロッカーなどとよぶ。また，その作用に関係なく受容体に特異的に結合する化合物をリガンドという。

4. 薬物の濃度・用量と反応の関係

（1）受容体結合と反応の関係

　ある薬物が，細胞膜上に存在する受容体のアゴニストとしてはたらくとする。薬物がその機能を発揮するためには，作用部位において受容体に結合する必要がある。そこで，細胞膜上に存在する受容体に対して，薬物がどの程度結合しているかを示す受容体結合率を考える（**図1-1A**）。薬物が低濃度のときにはわずかな数の受容体としか結合していないが（**図1-1Aa**），濃度を上げていくと結合率は増加し，ある濃度で受容体の50％が薬物と結合している状態となる（**図1-1Ab**）。さらに濃度を上げていくとすべての受容体が薬物と結合している状態（飽和）になり，それ以上濃度を上げても結合率は100％のままで変わらない（**図1-1Ac**）。詳細は省略するが，質量作用の法則から薬物濃度と薬物の受容体結合率の関係が導かれる（**図1-1B**）。薬物と受容体の結合の強さを示す親和性は，50％の受容体が薬物と結合する薬物濃度に相当する解離定数 K_D（**図1-1Bb** に相当）を指標として表される。K_D 値が小さい薬物のほうが，親和性が高い。

（2）薬物濃度と反応の関係

　次に，上記の薬物が結合することにより受容体が最大に活性化され，その効果が連続的な値として得られる場合を考える。**図1-1A** における

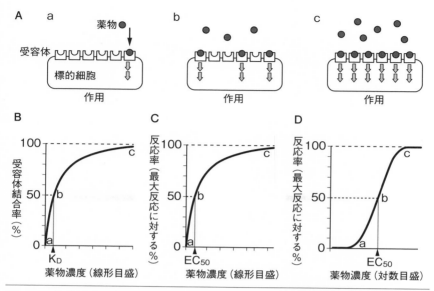

図 1-1　薬物濃度と標的細胞における受容体結合率，反応率の関係

B，C，D 中の a〜c は，A における a〜c の状態を示す。
（櫻井　隆，他編：疾病の回復を促進する薬，p.6，放送大学教育振興会，2017 より転載）

矢印（⇨）の数で表されるように，薬物作用の強さが受容体結合率に比例すると考えられるので，上記の薬物濃度と受容体結合率の関係が薬物濃度と薬物による反応の強さの関係を示すことになる（**図 1-1C**）。縦軸は，受容体を完全に活性化して得られる値を 100%，活性化されていないときの値を 0 とする反応率を示している。通常，最大効果の 50% の効果を示す濃度は EC_{50}（half maximal effective concentration）とよばれる（**図 1-1Cb**）。広範囲の濃度にわたって関係を見やすくするために横軸（薬物濃度）を対数でプロットすると，シグモイド曲線とよばれる S 字状の曲線となる（**図 1-1D**）。これが薬物の濃度反応曲線である。

（3）薬物の用量と反応の関係

　取り出した組織・細胞に対する薬物の反応を検討することにより，上記のような濃度反応曲線が求められる。実際に生体に投与される薬物の量とそれにより得られる効果の関係を考える場合，用量（dose）が一般に用いられる。通常，mg/kg（体重）や mg/m^2（体表面積）などで表される。第2章で述べるとおり血中や標的細胞周囲の薬物濃度は投与方法や個人による差が大きいが，用量に比例すると考えると，用量と反応率は濃度反応曲線と同様の関係を示すことになる。横軸を用量とした場合には用量反応曲線とよばれ（**図 1-2a**），最大反応の50%の効果が

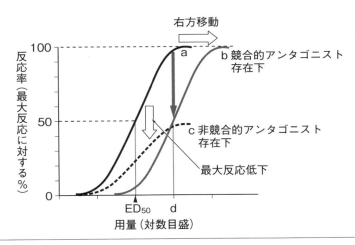

図 1-2　アンタゴニストによる用量反応曲線の変化
　あるアゴニストの用量反応曲線を実線 a で示す。横軸は用量の対数，縦軸は注目する薬物受容体が引き起こす最大反応に対する割合を示す。競合的アンタゴニストを加えると，曲線は b のように右方に平行移動する。非競合的アンタゴニストを加えた場合，曲線は c のようにアゴニストにより引き起こされる反応の最大値が低下する。横軸の d で示す量のアゴニストが存在するときにアンタゴニストを加えると，矢印（➡）で示すようにアゴニストの反応は低下することになる。
（櫻井　隆，他編：疾病の回復を促進する薬，p.8，放送大学教育振興会，2017 より転載）

現れる用量が ED_{50}（half maximal effective dose，50％有効量）である。

（4）アンタゴニストの作用

　アンタゴニストが存在する場合の用量反応曲線の変化は，アンタゴニストの性質によって異なる。アンタゴニストと生理活性物質が受容体上の同じ結合部位を取り合う競合的な場合には，シグモイド曲線がそのまま右にシフトする変化を示す（**図1-2b**）。アンタゴニストがアゴニストとは異なる部位に結合し，受容体の細胞内シグナル伝達活性を弱めるような非競合的な場合には，最大反応が低下する（**図1-2c**）。一定濃度の生理活性物質が存在している状態で，アンタゴニストを投与すると，生体の反応は減弱する（**図1-2d**，矢印〈➡〉）。（純粋な）アンタゴニストは受容体に結合しても活性化を引き起こさないため，アゴニストが存在しない場合には，アンタゴニストは反応を変化させない。

（5）部分アゴニスト

　図1-1では，アゴニストは濃度を上げていくと最大反応を引き起こす（完全アゴニスト）と考えたが，部分的な活性化しか引き起こさない「部分アゴニスト」も存在する（**図1-3A**）。ここで，部分アゴニストと完全アゴニストが共存する状況を考える。一定濃度の完全アゴニストが存在する状態に部分アゴニストを加えていくと，部分アゴニストの結合に伴い受容体の反応が弱められていく。しかし，競合的アンタゴニストと異なり，どんなに濃度を上げても受容体活性化レベルは0にはならず部分的な活性化状態にある（**図1-3B**）。部分アゴニストは，内因性の完全アゴニストの過剰状態では競合的アンタゴニスト，不足状態ではアゴニストのようにはたらき，活性化のバランスを調節する機能をもつ。

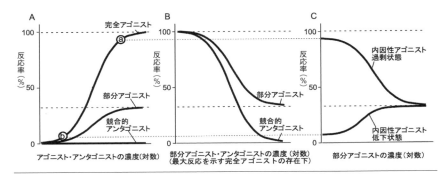

図1-3　部分アゴニストの濃度依存的作用

（A）完全アゴニストはその受容体-反応系の最大反応を示す（反応率100％）。部分アゴニストは，どんなに濃度を上げても完全アゴニストの最大反応に達しない。部分アゴニストは結合しても受容体活性化の効率が低いと考えられる。受容体と結合しても活性化しない競合的アンタゴニスト（反応率0）と完全アゴニストの中間的な性質をもつと言える。

（B）完全アゴニストが最大反応を示す濃度存在しているときに部分アゴニストの濃度を上げていくと，競合により完全アゴニストが部分アゴニストと置換され，反応は部分アゴニスト濃度上昇に伴って低下する。競合的アンタゴニストと異なり，部分的なアゴニスト作用があるために反応は0にはならず，（A）の部分アゴニストの最大効果の値へ近づいていく。

（C）高濃度の完全アゴニスト存在下（Aのaに相当）では，部分アゴニストは競合的アンタゴニスト様の作用を示し，濃度依存的に反応率は低下する。一方，完全アゴニストが低濃度の状態（Aのbに相当）では部分アゴニストとして作用し，濃度依存的に反応率は増加する。結果として，反応を安定化させる作用がある。

（6）集団における薬物の用量と薬理・中毒・致死作用の関係

　第2章で述べるように，さまざまな理由で薬物に対する反応には個体差が大きい。薬物により治癒するかしないか，死亡するかしないかなどの全か無かの反応を示す場合，その反応を示す薬物の最少用量はばらつきをもって分布し，多くの場合対数正規分布を示す。そのため，薬物の用量の対数を横軸に，ある集団において薬物効果が現れる個体の割合または反応の頻度を縦軸にとると，上記同様にシグモイド曲線になる（**図**

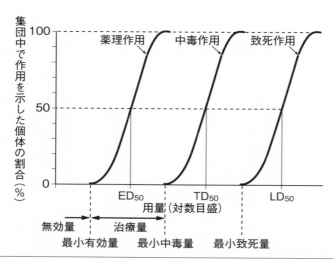

図 1-4　薬物の用量と薬理・中毒・致死作用を示す個体の割合の関係
（櫻井　隆，他編：疾病の回復を促進する薬，p.9，放送大学教育振興会，2017 より転載）

1-4）。この場合，集団中 50％の個体に効果が現れる用量が ED_{50}（50％有効量）である。薬物の用量が低い場合には，薬理作用が生じる閾値である最小有効量に達しないため，薬の効果は現れない。これを無効量とよぶ。ED_{50} を中心として治療のために通常用いられる用量の範囲を常用量または治療量という。

　さらに薬物の用量を増加させると，薬物による中毒がみられるようになる。集団中で中毒を示す個体の割合をプロットすると，同様にシグモイド曲線となり，50％の個体に中毒が現れる用量が TD_{50}（median toxic dose, 50％中毒量）である。さらに用量を増加させると，薬物による死亡がみられるようになる。個体の死亡を示す最小の用量を最小致死量とする。新薬の前臨床試験で行われる動物実験においては，集団の

50％が死亡する薬物用量（LD$_{50}$〈median lethal dose〉，50％致死量）を求め，この値をもとにヒトにおける試験の投与量を設定することが行われている。薬物の LD$_{50}$/ED$_{50}$ を治療係数といい，薬の安全性を示す指標となる。値が大きいほど，つまり薬理作用の曲線と致死作用の曲線が離れているほど，安全な薬と言える。

5．新薬の開発

　いまだ有効な治療法のない難病は多く，また，すでに治療薬のある病気に対してもより有効で安全な薬物を求めて，新しい薬の開発が進められている。一般に，1つの薬の開発には9〜17年の歳月と約500億円の費用がかかるとされている。この過程は試験管内の実験などにより候補物質を見つけるための探索研究から始まり，動物個体および組織・細胞を用いて候補物質の薬理作用およびその機序，用量反応関係，薬物動態を調べるとともに，急性・慢性の毒性，発がん性，催奇形性などの有害作用を検討する前臨床試験により有望な候補が絞り込まれる。動物において得られたデータはそのままヒトに適用できないため，最終的にはヒトにおける薬理作用，有害性を調べるための臨床試験が必要となる。

　臨床試験は通常，第Ⅰ相から第Ⅳ相とよばれる4つの段階からなっている。第Ⅰ相は通常，少数の健常志願者について安全性，薬物動態，用量–作用の関係が確認される。第Ⅱ相では，治療対象となる少数の患者について，有効性と用量，安全性が検討される。第Ⅲ相では，多数の患者群に対して，多くの場合既存の標準治療薬やプラセボ（偽薬）を対照においた無作為割り付けによる二重盲検試験を用いて比較が行われる。さらに，投与量・間隔，長期投与の影響，有害反応，薬物相互作用なども検討される。

　第Ⅲ相で有効性が示され安全性が問題とならなければ，製薬会社から

厚生労働省に製造，販売の許可申請がなされる。審査によって医薬品として認可されれば市販され，医師の処方により患者に対して用いられる医薬品となる。市場に出て非常に多くの患者に使用されて初めて有害作用が報告される事例もあるため，まれな有害作用・薬物相互作用がないかが再審査，再評価により長期間モニターされる（第Ⅳ相）。市販後に起こった有害反応について報告がなされ，有効性とリスクのバランスを考えて薬としての評価がなされていくことになる。

　特許の切れた薬については，生物学的に同等であることが確認されれば，開発した会社以外でも製造販売が可能となる。これらはジェネリック医薬品（後発医薬品）とよばれ，先発の医薬品と比べて研究開発費などが少ないため低価格であり，医療費抑制の目的で利用が推進されている。

6．薬物依存

　薬物依存とは，ある種の快感を伴う薬物の反復使用の結果，薬物に対する耐え難い欲求から，どのようなことをしても薬物を求めるという行動に支配され，薬物中断時には不快な精神的・身体的な症状が生じる状態である。乱用の可能性のある薬物については，管理に注意を要するものの一部として下記の法律に基づいて厳密な管理が求められている。

7．法令と適正使用・管理

（1）医薬品に関する法令
a）医薬品医療機器等法[*1]（薬機法）
　医薬品などの規制を行い，有効性・安全性を確保するために制定された改正薬事法（2014〈平成 26〉年の改正により名称変更）。日本薬局方の制定，毒薬，劇薬の指定がこの法律に基づいて行われている。

[*1] 医薬品，医療機器等の品質，有効性及び安全性の確保等に関する法律

b）日本薬局方

　有効で一定の品質の医薬品を供給確保することを目的としており，主要な医薬品の性状，品質純度，同定法などを示した規格書である。

c）麻薬及び向精神薬取締法，覚せい剤取締法，大麻取締法

　連用することにより精神依存または身体依存を生じ，乱用により個人の健康や社会的に悪影響をもたらす薬物の使用を規制することを目的としており，管理についても規定している。

（2）管理に注意を要する医薬品

a）麻薬

　麻薬性鎮痛薬であるモルヒネ，フェンタニルなどが指定されている。容器に「麻」の文字が表示されており，施錠できる堅牢な金庫に保管し，麻薬管理者の資格をもつ医師・薬剤師が管理する。治療のための麻薬の使用，処方箋交付は，都道府県知事から麻薬施用者の免許を取得した医師・歯科医師に限られる。

b）向精神薬

　ベンゾジアゼピン類のような睡眠薬・抗不安薬などが指定されている。容器に「向」の文字が表示されており，鍵のかかる場所に保管する必要がある。

c）覚せい剤

　医薬品として認められているのはメタンフェタミン塩酸塩のみである。乱用により健康や社会的に悪影響をもたらす薬物として，厳しく規制されている。

d）毒薬・劇薬

　急性毒性が強い医薬品であり，厚生労働大臣が指定する。毒性が強いものが毒薬，それに準ずるものが劇薬であり，毒薬は黒地に白枠，白字

で「毒」という文字と品名，劇薬は白地に赤枠，赤字で「劇」という文字と品名を記載することになっている。毒薬・劇薬以外の医薬品は普通薬とよばれるが，毒薬・劇薬は普通薬とは区別して保管しなければならない。毒薬は施錠できる保管棚に置くことが求められる。

e）医療用医薬品

医師によって使用，または医師の処方箋・指示によって使用される医薬品である。処方箋なしに購入できる医薬品は一般用医薬品，OTC（over the counter）医薬品とよばれる。

（3）添付文書

添付文書は，医薬品を適正にかつ安全に使用するために必要な情報がまとめられているものである。薬機法に基づいて提供されており，医薬品を使用する際の規則を示しているとも考えられる。重大な健康被害につながる可能性がある場合に記載される「警告」，投与してはならない患者を表す「禁忌」が示されており，医薬品を扱う医療従事者にとって重要な情報である。「使用上の注意」として，相互作用，副作用，高齢者・妊婦・授乳婦・小児への投与における注意点などが記載されている[2]。独立行政法人医薬品医療機器総合機構のホームページから入手できる。

8．薬物の命名法

薬物には最低3つの名称がある。以下のうち，薬理学においては一般名が用いられる。

---

[2] 医薬品の添付文書の新記載要領（2019年4月から運用）に基づいて，現在添付文書の改訂が行われている（2024年3月末まで）。「原則禁忌」「慎重投与」が廃止され，「高齢者への投与」「妊婦，産婦，授乳婦等への投与」「小児等への投与」は「特定の背景を有する患者に関する注意」として記載される。この改訂により，各章に記載されている関連事項の内容が変更される可能性もあるので，最新の添付文書の記載内容を確認していただきたい。

・化学名：化学構造による命名法。
・一般名：広く一般に用いられるようにした命名法。国際的協力体制で命名の基準や手続きが定められており，世界共通化が進められている。
・商品名：製薬企業が発売する際に命名したもの。同一の薬物でも会社により商品名は異なることがある。商品名が類似していることによる薬の取り違えなどの医療事故を防止するため，現在ジェネリック医薬品については一般名に剤型，含量，会社名をつけた名称とすることになっている。

9.「薬」か「剤」か

　「～薬」は薬理作用を現す化学物質である薬物そのものを意味している。しかし，実際に医療の現場で使用されるのは薬物そのものではなく，散剤，錠剤，カプセル剤，液剤など製剤化されたものである。「～剤」は薬物を薬剤的に加工し投与される形態になったものを示している。製剤化を容易にし，安定化を図るなどの目的で医薬品添加剤が加えられている。人体に無害であることが前提ではあるが，アレルギー反応など有害作用を示すこともありうる。生体に入るまでは「～剤」が用いられるが，体内での薬理作用やその動態を考える場合，つまり薬理学においては，原則「～薬」を用いて表現する。

参考文献

ⅰ）福永浩司，他編：新訂 疾病の回復を促進する薬．放送大学教育振興会，2013.
ⅱ）田中千賀子，他編：NEW 薬理学　改訂第 7 版．南江堂，2017.
ⅲ）柳澤輝行編著：新薬理学入門　改訂 3 版．南山堂，2008.
ⅳ）今井　正，他監，飯野正光，他編：標準薬理学　第 7 版．医学書院，2015.

ⅴ）吉岡充弘，他：〈系統看護学講座 専門基礎分野〉疾病のなりたちと回復の促進 [3]，薬理学．第 14 版，医学書院，2018.

2 ｜ 薬理学総論（2）

櫻井　隆

《目標＆ポイント》　投与された薬物は，吸収，血液から組織への分布，代謝，体外への排泄という経過をたどる。また，薬の作用は用量だけでなく，遺伝的背景，年齢，性別，基礎疾患，併用薬物などにより大きく変化する。目的の部位で効果を発揮し，有害反応を避けるために理解しておくべき薬の体内動態の基礎および薬効の個人差に影響を与える因子について学ぶ。
《キーワード》　投与経路，薬物動態，薬物相互作用，個別化医療

1．はじめに

　生体において外界と接する部位には，環境中の有害な化学物質などの侵入を防ぐバリアが存在している。しかし，このバリアは生体膜を中心に形成されており，脂溶性の化学物質はそのバリアを通過して侵入してくる。さらに，脂溶性の物質は一度体内に入るとそのままの形では体外に出にくく，蓄積される傾向がある。そのため，生体は脂溶性物質を化学的に修飾して，より水に溶けやすい形に変え，尿，胆汁などから体外に排出するシステムを備えている。これは外界の毒性物質から身を守る手段であるが，効果を期待して投与される薬物も体にとっては異物であり，同じ運命をたどることになる。

　この章では，「薬物動態学」とよばれる，薬物が投与された後の吸収，生体内分布，代謝，排泄において，生体が薬物に対してどのようにはたらきかけるのかについて学ぶ。これらの過程における個人差とあわせて，投与方法に応じて薬が生体内でどのような運命をたどり，どのよう

に作用するのかを知ることは，有害作用を避けて有効に薬を使用する方法を理解するための基礎となる。また，薬物を単独で用いる場合と比較して，他の薬物，食品・嗜好品の摂取によって薬物の効果は変化しうる。これは薬物相互作用とよばれ，場合によっては薬の効果の減弱，作用増強による重篤な有害作用を生じることもあり，十分な知識が求められる。

2. 薬の投与経路

多くの薬は投与部位から循環血液中に入り，血流を介して，効果を期待する組織・細胞（作用部位）に到達する（**図 2-1**）。安全・効率的に血中へ到達させるため，投与方法に応じて製剤上の工夫がなされている。正しい投与方法を用いないと，効果が得られないばかりでなく有害作用を引き起こす可能性がある。投与方法についての知識は，薬を安全に使用するうえで欠かせないものである。

（1）経口投与の特徴

容易で安全性の高い投与方法であり，最も一般的に用いられる。散剤，カプセル剤，錠剤などの剤型があり，消化管内における崩壊および薬物の溶解により吸収が始まるが，表面積の大きな小腸粘膜がおもな吸収部位となる。多くの薬物は消化管内から血液中へ，濃度勾配に基づいて細胞膜を通過する受動拡散により吸収される（**図 2-1**）。このように経口投与の場合は薬物の血中移行に時間がかかるため，血中濃度の上昇は緩やかで，ピークに到達するまでの時間が長い（**図 2-2**）。また，消化管粘膜上皮細胞や門脈を介して代謝の主要臓器である肝臓を通過するため，全身に循環する前に代謝により一部の活性が失われる（**図 2-1**）。これを初回通過効果とよぶ。代謝により失活しなかった薬物のみが全身

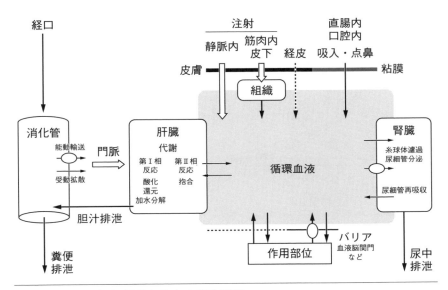

図 2-1　薬物の投与経路と体内の薬物動態

図の上部に薬物の投与経路を示す。投与された薬物は循環血液を介して効果を期待する部位（作用部位）に到達する。経口投与の場合は消化管の粘膜から吸収された後，門脈を介して代謝の主要臓器である肝臓を通過してから，全身に循環する。一部の薬物はこの過程で活性を失う（初回通過効果）。非経口投与の場合は直接体循環に入るため，初回通過効果はみられない。水溶性の薬物は，代謝を受けずに未変化体のまま腎臓における糸球体濾過により尿中に移行し排泄される。脂溶性の高い薬物の場合，タンパク質結合型の薬物は濾過されない。遊離型は糸球体濾過，輸送体による尿細管分泌により尿中へ移行するが，脂溶性が高い薬物は尿細管再吸収により血中に戻ってくるため排泄されにくい。おもに肝臓における代謝（第Ⅰ相，第Ⅱ相反応）により水溶性を増すことで，胆汁中または尿中に排泄される。

（櫻井　隆，他編：疾病の回復を促進する薬，p.18，放送大学教育振興会，2017より一部改変，転載）

の循環血液中に入り，効果を発揮することになるが，ニトログリセリンのように経口投与ではほとんど活性が消失するものもある。また，消化作用を受けるためペプチド・タンパク性の薬物には適さない。

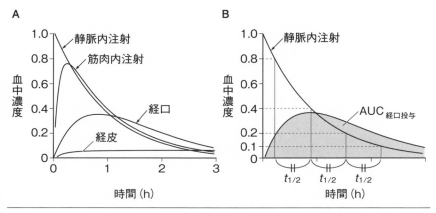

図 2-2　投与方法による薬物血中濃度の時間変化の違い
　　　A：一定量の薬物を異なる方法で投与した場合の，血中濃度の時間変化を示す。縦軸は静脈内注射の場合の最高血中濃度に対する相対値。
　　　B：静脈内に投与した場合，比較的短時間に循環血液中への拡散・分布が起こり，その後は血中濃度に比例した速度で除去（代謝または排泄による）される。一般に濃度が 1/2 に減少するまでの時間（半減期）は一定となる。血中濃度変化を示す曲線下の面積（AUC，灰色で示す）は，投与された薬物がどの程度循環血液中に到達し生体内で活性を現すかの指標となる。
（櫻井　隆，他編：疾病の回復を促進する薬，p.19，放送大学教育振興会，2017より転載）

（2）非経口投与の特徴

　直接血管内または末梢の毛細血管などより体循環に入ることから，初回通過効果を免れるという特徴がある。

a）注射

　血管内に直接注入する方法として，静脈内注射，持続的に少量ずつ薬液を注入する点滴静注，動脈内注射がある。組織に薬液を注入して徐々に血中へ移行させる方法として，筋肉内注射，皮下注射などが用いられる。また，腰椎麻酔などの場合には，脊髄腔内に薬液を注入する髄腔内注射を用いる。静脈内注射は最も一般的であり，薬物は速やかに全身の

血中に拡散し，作用の発現が早い（**図 2-2**）。

b）粘膜・上皮

　舌下錠などを用いる口腔内投与，坐薬を用いる直腸内投与，点鼻・吸入などがあり，それぞれ口腔粘膜，直腸粘膜，鼻腔・気道粘膜下にある密な毛細血管網や肺胞から比較的速やかに吸収され，血液中に入る（**図 2-1**）。舌下錠は狭心症発作時に用いられるニトログリセリンが代表的であり，1〜2分ほどで効果が現れる。飲み込んでしまうと上記のように効果がなくなるため注意が必要である。直腸内投与は，直腸中下部では中直腸・下直腸静脈から下大静脈を介して体循環に入るため，初回通過効果を免れる。直腸上部から吸収された場合は上直腸静脈から門脈に入るため，初回通過効果を受けることになる。消化管の障害を起こしやすい非ステロイド性抗炎症薬などで用いられる。点鼻は一部のペプチド性薬物の投与にも利用される。吸入の場合，肺へ到達させるため微粒子とする必要があり，専用の噴霧器が用いられる。

c）経皮

　薬物吸収のうえでは皮膚の角質層は強力なバリアである。貼付剤などとして用いると，薬物は表皮・真皮を通してゆっくりと持続的に血中に移行する（**図 2-2**）。投与できる量に制限はあるが，一定の血中濃度が維持され，適用面積によって濃度を調節できるという特徴がある。

3．吸収：薬の生体膜通過

（1）受動拡散

　上記の投与方法のうち注射以外では，粘膜上皮細胞など外界と接するバリアとなる細胞膜を通過できるかどうかが，吸収の効率に大きな影響を与える。多くの薬物は濃度勾配に従った受動拡散により生体膜を通過するが，脂質二重層のうち中央 1/3 程度の領域は水分子も排除されてい

る疎水的な環境であるため，水溶性の物質は通過がむずかしい（**図
2-3A**）。脂溶性の物質は脂質二重層を通過することが可能であり，一般
に脂溶性が高く分子量が小さいほど透過性が高い。しかしあまりにも疎
水性が高い場合には，膜近傍の水の環境における溶解が制限され透過性
が低下することもある。弱酸，弱塩基性の薬物の場合は，解離していな
い分子型は通過可能であるが，解離したイオン型は親水性で電荷をもつ
ため，通過しにくい。結果として，環境の pH により細胞膜透過性が大
きく変化しうる。弱酸性薬物は pH が低いほうが，弱塩基性薬物は pH
が高いほうが吸収されやすい（**図 2-3B**）。

（2）能動輸送

　細胞膜には，アミノ酸など一部の物質を輸送するトランスポーターと
よばれる輸送体が存在する。輸送体の基質となる薬物は，その脂溶性と
関係なく脂質二重層を通過できる（**図 2-3A**）。同じ輸送系で細胞膜を
通過する物質が共存すると，競合的に輸送が阻害されることがある。
　小腸粘膜上皮細胞の管腔側には P-糖タンパク質とよばれる能動輸送
体が存在しており，管腔側細胞膜を通過して上皮細胞内に移行した薬物
を小腸内に排出する機構がある。P-糖タンパク質の基質となる薬物は，
吸収が低下する傾向がある。P-糖タンパク質の阻害や誘導により血中
濃度の増加や低下が起こりうる（**図 2-3B**）。

4．分布

　吸収された薬物は循環血液中に入り，組織液へ移行して，細胞表面，
または細胞内で標的分子と結合する。脂溶性の薬物の一部は血中ではア
ルブミンなどの血漿タンパク質と結合した形で存在する。血漿タンパク
質が高濃度存在するために結合容量は高いが，その結合は低親和性であ

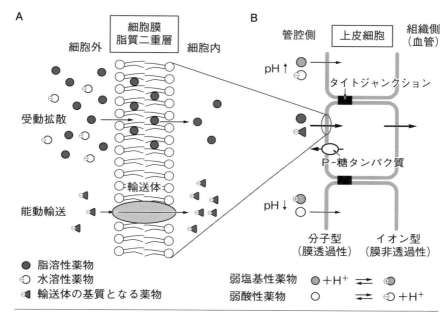

図 2-3　薬物の生体膜通過の機序と吸収

　　A：細胞膜に存在する輸送体により能動輸送される薬物もあるが，大部分の薬物
　　　は濃度勾配に基づく受動拡散により細胞膜（脂質二重層）を通過する。脂溶
　　　性の高い薬物は通過しやすいが，水溶性の薬物はほとんど通過できない。

　　B：小腸粘膜上皮細胞は外界と接している細胞であり，細胞間にはタイトジャン
　　　クションが発達しバリアを形成している。細胞間隙の通過が制限されている
　　　ため，薬物は上皮細胞の細胞膜を 2 回（管腔側と組織側）通過して，血中に
　　　移行する。弱酸性，弱塩基性の薬物の場合，解離したイオン型は疎水性環境
　　　の細胞膜を通過しにくいが，解離していない分子型は膜を通過可能である。
　　　そのため，消化管内腔の pH によって吸収速度が変化しうる。弱酸性薬物は
　　　pH が低いほうが，弱塩基性薬物は pH が高いほうが非解離型に平衡が偏っ
　　　ているため（Henderson-Hasselbalch の式），吸収されやすい。これと同じ
　　　現象は，腎臓の尿細管上皮細胞における薬物の再吸収過程でもみられる。弱
　　　酸性薬物の場合，尿の pH が高いとイオン型が増加するため，再吸収が低下
　　　し，尿中への排泄が増加する。

（櫻井　隆，他編：疾病の回復を促進する薬，p.21，放送大学教育振興会，2017
より転載）

24

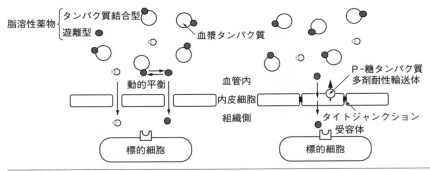

図 2-4　薬物の血漿タンパク質結合と組織への移行

A：水溶性の薬物は血漿中に溶解した形で存在するが，脂溶性の薬物のほとんど
　は血漿タンパク質と結合した状態で存在し，遊離型と動的な平衡状態にあ
　る。ワルファリンのように97％程度がタンパク質結合型である薬物もある。
　血漿タンパク質は内皮細胞間隙を通過できないため，間隙を通過して組織に
　移行し標的細胞に作用しうるのは遊離型の薬物である。

B：血液脳関門では，内皮細胞間のタイトジャンクションが発達しているため，
　脳組織へ移行するためには内皮細胞の細胞膜を2回通過する必要がある。一
　般に脂溶性が高い薬物のほうが脳内に移行しやすい傾向があるが，種々の輸
　送体が内皮細胞の血管側，組織側に存在し，脳組織への薬物移行は能動的に
　調節されている。排出にかかわるP-糖タンパク質などの輸送体の基質とな
　る薬物は，脳実質への移行が制限される。

（櫻井　隆，他編：疾病の回復を促進する薬，p.23，放送大学教育振興会，2017
より転載）

る。結合は可逆的であり，タンパク質結合型と遊離型は動的な平衡状態
にある。血管内皮細胞の間隙を通過して組織液に移行し，作用部位にお
いて標的分子に結合するのは遊離型であり，薬物の効果は血中の遊離型
の濃度に比例すると考えられる（**図 2-4A**）。

　中枢神経系においては，毒性物質が血中から脳実質へ移行するのを防
ぐため，血管内皮細胞を中心として血液脳関門（blood-brain barrier：

BBB）とよばれる特殊なバリアが形成されている。内皮細胞の間隙を介した血中から組織への化学物質の通過が制限されているため，内皮細胞の細胞膜を 2 回通過する受動拡散が脳実質内へのおもな移行経路となる。そのため，一般に脂溶性の高い薬物でなければ脳実質には到達しない。さらに，P-糖タンパク質が内皮細胞の血管内腔側に存在し，内皮細胞内に移行した薬物を血中へ排出するため，その基質となる薬物は脂溶性であっても脳実質への移行が低下する（**図 2-4B**）。胎盤にも母体から胎児への移行を制限する構造が存在する。

5．代謝

　体内に入った薬物は，肝臓を中心とする細胞内の酵素により第Ⅰ相，第Ⅱ相反応とよばれる化学的修飾を受け，不活性化や親水性の増加を生じる。第Ⅰ相の中心となるのはチトクロム P450（CYP）であり，おもに酸化反応を担う。ヒトでは，CYP は基質特異性の異なる 20 種ほどの分子種からなる。1 つの CYP 分子種が多数の薬物代謝に関与する。また，通常 1 つの薬物の代謝に複数の分子種が関与している。このように各分子種が互いに重複をもちつつ，全体として非常に多くの脂溶性物質に対応することが可能となっている。ほかに還元，加水分解なども行われ，第Ⅰ相反応自体で不活性化や親水性向上による体外排泄に至ることもある。第Ⅱ相反応において，グルクロン酸，グルタチオン，硫酸など親水性残基が薬物に付加（抱合）され，親水性が増した薬物は腎臓から尿中または肝臓から胆汁中へ排泄される。また，薬物を不活性体として吸収させ，代謝により活性をもつようデザインすることも可能である。このような薬物はプロドラッグとよばれ，経口投与における吸収効率の向上，消化管粘膜における有害反応の回避などのために用いられている。

　代謝の主要な臓器は肝臓であるが，消化管粘膜の上皮細胞など他の細胞にも CYP などの代謝酵素が存在する。経口投与の場合，吸収過程で消化管粘膜上皮細胞を通過する際に薬物の一部は代謝を受けることが知られている。これも初回通過効果に寄与している。

6．排泄

（1）腎臓から尿中への排泄

　親水性の薬物は未変化体のまま，糸球体濾過により尿中に移行し排泄される。脂溶性薬物の場合，タンパク質結合型は糸球体濾過されない。輸送体を介した尿細管分泌により尿中に移行しうるが，尿の濃縮に伴って濃度が上昇すると，尿細管再吸収（受動拡散）により血中に戻ってくるため，結果として体外に排泄されにくい。代謝により親水性が増すことで，脂溶性の薬物も尿中へ排泄されるようになる。尿細管再吸収においては，尿細管中の pH が酸性であると弱酸性の薬物は非解離型が増加するために再吸収されやすく，尿中への排泄は減少する。逆に尿が塩基性であると尿中への排泄が増加する。アスピリンなどの弱酸性薬物が過量に摂取されたときには，炭酸水素ナトリウムの投与により尿を塩基性とし，薬物の尿中排泄を促進することが可能である。

（2）肝臓から胆汁中への排泄

　肝臓で代謝された薬物の一部は P-糖タンパク質などの輸送体により胆汁中に排泄され，小腸に移行する。薬物のなかには，肝臓でグルクロン酸抱合を受けて胆汁中に排泄されるものがある（**図 2-1**）。これらの一部は腸内細菌の酵素によりグルクロン酸抱合がはずれ，再び活性薬物として吸収される。これを腸肝循環とよび，薬物は長時間体内に留まることになる。このような薬物として，強心薬のジギトキシンなどが知ら

れている。抗菌薬の併用により腸内細菌が減少すると薬物濃度が急に低下する可能性があり，注意が必要である。

7．薬物血中濃度の時間変化

　代謝による不活性化または体外への排泄による薬物の除去の速度は，通常薬物の血中濃度に比例する。この場合，薬物のある時点の血中濃度が 1/2 になるまでの時間は，濃度によらず一定となり，この時間を半減期（$t_{1/2}$）とよぶ。ある薬物を静脈内に 1 回投与した場合は，速やかに全身の循環血液中に拡散し，除去により血中濃度は時間経過とともに**図2-2** に示すような曲線で減少していく。この曲線の下の部分の面積を薬物血中濃度-時間曲線下面積（area under the curve：AUC）とよび，投与された薬物がどの程度有効に利用されるかを示す生物学的利用率（バイオアベイラビリティ）の指標となる（**図 2-2**）。ある投与経路のAUC を静脈内投与したときの AUC に対する比率で表す。経口投与の場合，吸収効率が 100% ではなく，初回通過効果があるため，一般にバイオアベイラビリティは低くなる。

8．薬物相互作用

　2 種類以上の薬を同時に投与した場合に，薬の効果が増強したり減弱したりする。これらを薬物相互作用とよび，有害な作用や薬効の減弱として現れることが多い。相互作用が薬物動態のレベルで起こる薬物動態学的相互作用と，薬物作用のレベルで起こる薬力学的相互作用がある。

（1）薬物動態学的相互作用
　吸収，分布，代謝，排泄の各相で薬物相互作用が起こると，薬物の血中や組織における濃度が変化し，薬効の増減が起こりうる。

a）吸収

　抗菌薬テトラサイクリンとアルミニウムなどを含む制酸薬のように，同時に経口投与した場合，消化管内で結合するものは吸収が阻害される。

b）分布

　血漿中では，脂溶性の薬物の多くは血漿タンパク質に結合している。97％がアルブミンと結合しているワルファリンの場合には，アスピリンなどアルブミンにより強く結合する薬物を併用するとワルファリンが追い出され，遊離型が増加するため，薬物の効果が強まる可能性がある。

c）代謝

　ある薬物により特定の CYP 分子種の酵素誘導が起こると，その分子種により代謝される他の薬物の効果が減弱する。また，ある薬物により特定の CYP 分子種の阻害が起こると，その分子種により代謝される他の薬物の作用が増強する。場合によっては有害作用を起こすことがある。他の代謝酵素においても酵素阻害が起こりうる（**図 2-5**）。

d）排泄

　排泄の過程での相互作用は尿細管分泌で生じることが多い。これは，輸送体の能力が限られていること，輸送を阻害する薬物が存在することなどによる。尿細管分泌には有機陰イオン輸送系，有機陽イオン輸送系，P-糖タンパク質などがはたらく。同じ輸送系で分泌される 2 種の薬物を併用すると競合が生じて排泄の遅延が生じるため，血中濃度が上昇することがある。プロベネシドには尿細管の輸送体を阻害する作用があるため，ペニシリンとプロベネシドを併用するとペニシリンの排泄が減少し，血中濃度が上昇する。輸送体の発現誘導による相互作用もある。

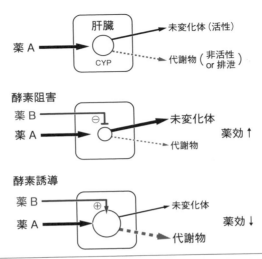

図 2-5 酵素阻害, 酵素誘導による薬効の変化 (薬物動態学的薬物相互作用)
(櫻井 隆, 他編:疾病の回復を促進する薬, p.28, 放送大学教育振興会, 2017
より転載)

(2) 薬力学的相互作用

　受容体の作用部位またはその下流のシグナルにおいて, 相乗, 拮抗な
どの相互作用が起こると, 薬物の血液・組織中の濃度は変化することな
く効果の増強や減弱が起こる。

(3) 食品・嗜好品などと薬物の相互作用

　食品・嗜好品なども薬物と同様の化学物質を含むことから, 薬物-薬
物間と同様の相互作用を引き起こすことがある。消化管粘膜上皮細胞内
の CYP3A4 は, グレープフルーツジュース中の成分によって不可逆的
に阻害される。そのため, カルシウム拮抗薬のように CYP3A4 の基質
となる薬物を服用中にグレープフルーツジュースを摂取すると, その薬

物の効果を増強することがある。また，セイヨウオトギリソウ（セント・ジョーンズ・ワート）は，CYP3A4 や排泄にかかわる P-糖タンパク質の誘導を引き起こす。そのため，CYP3A4 および P-糖タンパク質の基質となる薬物の血中濃度を低下させることがある。ワルファリンはビタミン K と拮抗して抗凝固作用を現すため，ビタミン K を含む納豆によりその作用は減弱する。睡眠薬，抗不安薬などとして用いられるベンゾジアゼピン類の作用は，作用が一部重なると考えられているアルコールにより増強する。

9. 薬効に影響する因子

　ある薬物を同じ用量投与しても，薬物の効果には個人差が生じる。薬を安全に，効果的に使用するため，薬効に影響を与える主要な因子を理解する必要がある。

（1）年齢
a）新生児，小児の特徴
　体の水分量が多く，体脂肪や筋肉量は少ない。皮膚の防御機能が低いため，皮膚からの薬物吸収効率が高くなる。新生児では，血液脳関門も未発達である。血漿タンパク質の濃度が低いため，血中の遊離型薬物の濃度が高くなりやすい。新生児では薬物代謝酵素の活性は一般に低い。特にグルクロン酸抱合能が低いことが知られている。腎機能も低いため，排泄が遅延し，血中濃度が高くなりやすい。
b）高齢者の特徴
　体の水分量が減少し，体脂肪が増加する傾向がある。水溶性薬物の血中濃度が高くなりやすく，脂溶性の薬物が蓄積しやすい。また，高齢者では，全般的な生理機能の低下がみられる。さらに，さまざまな基礎疾

患を抱えている場合が多いため，代謝・排泄に個人差が大きいのも特徴である。特に代謝酵素発現・血漿タンパク質産生の低下，糸球体数の減少など肝臓・腎臓の機能低下は薬物の分布，代謝・排泄に大きな影響を与える。これらに配慮し，投与量を調節する必要がある。

（2）遺伝

　遺伝子の突然変異のうち病的影響を与えないものは子孫に受け継がれ，集団中に一定頻度で存在する状態となる。人口の 1% 以上の頻度で存在する変異を遺伝子多型という。タンパク質をコードする領域の変異のためにアミノ酸の置換・欠失を生じて酵素などの活性変化として現れる場合や，転写調節領域における変異のためにタンパク質発現量の変化として現れる場合などがある。薬物の代謝にかかわる酵素は多型をもつものが多いため，薬物代謝速度には個体間で大きな差が認められる。その結果，ある集団の個体に同じ用量の薬物を投与した場合でも，血中濃度には大きなばらつきが生じる。治療係数（第 1 章 p. 11 参照）の小さな薬物では，その範囲は治療効果を示さない低濃度から中毒，場合によっては致死作用を示す高濃度にまで達する可能性がある。また，受容体やチャネルなどの薬物標的タンパク質の遺伝子多型により薬物の感受性が異なる場合もあり，血中濃度に変化がなくとも薬効や有害作用に個人差が生じる可能性がある。つまり，治療量の薬を投与したときに，多くの患者には効果があるが，効果が全くみられない場合や有害作用が生じるケースも起こることになる。

　個人のゲノム情報をもとに上記のような遺伝的背景，疾患の状態などを考慮して，患者個人に最適な治療法として薬物の選択や投与量の調整などにいかそうとするのが，個別化医療（personalized medicine）である。

（3）連用，耐性，退薬

　薬物を連続して繰り返し投与することにより，有害な作用が生じることがある。副腎皮質ステロイドによる骨粗鬆症，易感染性，白内障，高血糖，行動障害など，非ステロイド性抗炎症薬による消化性潰瘍などが問題となる。また，薬を連用したときに開始時と同じ用量では効果が低下し，同じ効果を得るために薬物を増量しなければならなくなる現象を耐性とよぶ。これは，用量反応曲線の右方移動として表れる。麻薬性鎮痛薬，睡眠薬などでみられやすい。代謝酵素の誘導，輸送体による薬物排出能の向上，受容体の減少・感受性低下などの機序による。

　連用していた薬物を急に中止すると重篤な有害反応を生じることがある。退薬症候群とよばれ，副腎皮質ステロイド，睡眠薬，抗てんかん薬，抗うつ薬，麻薬性鎮痛薬などが問題となる。薬物使用状態に体が適応した結果である場合が多い。このような薬物では徐々に減量していくことが必要となる。

（4）アレルギー反応

　分子量が小さな薬物は一般に抗原とはなりにくいが，タンパク質と結合してハプテン*3 としてはたらいた場合，抗体が産生される可能性がある。このような状況で，再度薬物を投与した際には，抗原抗体反応の結果，種々の障害が発生する。アレルギーのなかでも，即時型アレルギー反応であるアナフィラキシーはショック状態を引き起こしうる。投与後1時間以内に発生することが多く，十分な注意と早急な対応が必要である。

（5）服薬アドヒアランス

　薬の効果が得られない場合，患者が医師・薬剤師の指示どおりに薬を

---

*3 単独では抗体産生誘起活性（免疫原性）を示さないが，タンパク質と結合することで免疫原性をもつ低分子量の物質

服用していないためであることも多い。治療成功のためには，患者が主体的に治療方針決定に関与し，自主的に薬を服用する（服薬）アドヒアランスが重要である。

10．薬の有害作用への対応

　薬の有害反応を含めた作用が現れるメカニズムと量的な関係および個人差については上述したとおりであるが，薬物治療上特に注意が必要な場合について以下に述べる。

（1）胎児・妊婦

　妊娠中の薬物使用の影響はすべての薬物について明らかにされているわけではない。種差のため，開発段階の動物実験では明らかにならない例もある。妊娠中は安全性の確認されていない薬物を用いないのが原則であるが，詳細については第14章を参照のこと。

（2）腎機能障害

　肝臓で代謝を受けずそのままの形で腎臓から排泄される薬物は，腎機能低下により半減期が延長し，強い薬効が持続する可能性が高い。この場合，投与量を減らす必要があるが，投与量補正の指標としてクレアチニンクリアランスが用いられる。

（3）肝機能障害

　肝臓における薬物代謝酵素量の低下により，薬物の血中濃度上昇が起こりうる。肝臓のアルブミン産生低下による低アルブミン血症の影響で，血漿タンパク質結合率の高い薬物は血中の遊離型薬物濃度が上昇し，薬効が強まる可能性がある。

11. 薬物血中濃度モニタリング（TDM）

　薬の代謝・排泄における個人差が大きく重篤な有害作用の可能性があるときは、血中薬物濃度を測定し、最適な薬物投与量・投与間隔を決定するための情報として利用する、薬物血中濃度モニタリング（therapeutic drug monitoring：TDM）が行われる。

　TDM が行われるのは、①治療係数が小さく、②一定期間継続的に用いられ、③体内動態に個人差が大きく、④薬効と有害反応が血中濃度と

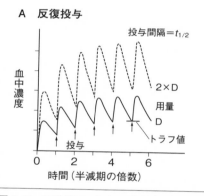
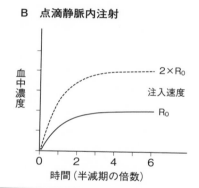

図 2-6　反復投与または点滴静注の場合の血中薬物濃度の時間変化

　A：薬物を半減期の間隔で投与した場合の血中薬物濃度の時間変化
　　最初は血中濃度の蓄積がみられるが、投与量と消失量が釣り合うと一定の濃度変化を示す定常状態となる。横軸の時間は薬物の半減期の倍数で表示していることに注意。定常状態に到達するまでの時間は、投与間隔が変化しても半減期の4〜5倍である。1回の用量を変化させると定常状態の血中濃度は変化するが、定常状態に到達するまでの時間は変わらない。トラフ値は定常状態における最低血中濃度であり、次回投与直前の値となる。
　B：点滴静注により持続的に投与した場合、血中薬物濃度が定常状態となるまでの時間は注入速度に関係なく、半減期の4〜5倍となる。注入速度を変化させると定常状態の血中濃度が変化するが、定常状態に到達するまでの時間は変わらない。
（櫻井　隆，他編：疾病の回復を促進する薬，p.33，放送大学教育振興会，2017より転載）

相関するなどの条件を満たす薬物である。抗てんかん薬，リチウム塩，ジギタリス，抗不整脈薬，テオフィリン，免疫抑制薬，抗菌薬の一部（アミノ配糖体，グリコペプチド系），抗腫瘍薬などが対象となる。薬物を反復投与した場合，**図 2-6** のように最初は血中濃度の蓄積がみられるが，半減期の 4〜5 倍の時間が経過すると投与量と除去量が等しくなり，一定の変化を示す定常状態となる。TDM では，定常状態到達後の最低血中濃度であるトラフ値を用いることが多い。

参考文献

ⅰ）福永浩司，他編：新訂 疾病の回復を促進する薬．放送大学教育振興会，2013．
ⅱ）田中千賀子，他編：NEW 薬理学　改訂第 7 版．南江堂，2017．
ⅲ）柳澤輝行編著：新薬理学入門　改訂 3 版．南山堂，2008．
ⅳ）今井　正，他監，飯野正光，他編：標準薬理学　第 7 版．医学書院，2015．
ⅴ）吉岡充弘，他：〈系統看護学講座 専門基礎分野〉疾病のなりたちと回復の促進［3］，薬理学．第 14 版，医学書院，2018．
ⅵ）藤村昭夫編著：絶対に覚えておきたい　疾患別薬物相互作用．日本医事新報社，2013．

3 | 末梢神経に作用する薬

服部信孝

《**目標＆ポイント**》　末梢神経は，交感神経系・副交感神経系からなる自律神経系と，感覚神経・運動神経からなる体性神経系に分けられる。内臓の機能，血管，分泌などの調節を介して体内の恒常性の維持に重要な役割を果たしている自律神経系に作用する薬について学ぶ。また，運動神経の機能抑制により骨格筋弛緩をもたらす筋弛緩薬，感覚神経の抑制により知覚の消失をもたらす局所麻酔薬について学ぶ。
《**キーワード**》　自律神経系，交感神経作用薬，副交感神経作用薬，筋弛緩薬，局所麻酔薬

1．自律神経系と薬

　自律神経系は，循環，呼吸，消化，発汗・体温調節，内分泌機能，生殖機能，および代謝のような不随意な機能を制御する。自律神経系はホルモンによる調節機構である内分泌系と協調しながら，種々の生理的パラメータを調節し，ホメオスタシス[*1]の維持に貢献している。近年では，自律神経系，内分泌系に免疫系を加え「ホメオスタシスの三角形」として扱われることもあり，古典的な生理学，神経学としての自律神経学のみならず，学際領域のひとつである神経免疫学，精神神経免疫学における研究もなされている。

　自律神経は交感神経と副交感神経に分けられる。両神経系は中枢を出てから末梢に達するまでに，神経節で一度ニューロンを替える。これを神経シナプスとよぶ。神経シナプスでは，中枢系のニューロン（節前線

[*1]内部環境を一定の状態に保ち続けること。

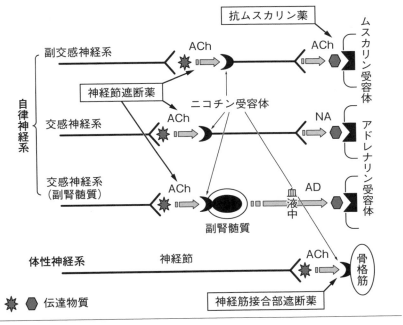

図 3-1　自律神経と体性神経の神経伝達物質
ACh：アセチルコリン，NA：ノルアドレナリン，AD：アドレナリン

維）が末梢側のニューロン（節後線維）に刺激を伝えるときは，アセチルコリンが伝達物質になる。交感神経の場合は，神経シナプスは，交感神経幹神経節として効果器から離れて存在するので，節後線維が長い。一方，副交感神経の場合は，神経節は効果器の近くに存在するので，節後線維が短い。腸管神経系では効果器内に神経叢として存在する（**図3-1**）。

（1）副交感神経作動薬（コリン作動薬）

　アセチルコリン受容体に結合して作用する。アセチルコリン受容体に

は，ムスカリン受容体とニコチン受容体がある。副交感神経作動薬は，直接副交感神経終末のシナプス後膜にあるムスカリン受容体に作用するコリン作動薬（コリンエステルと天然アルカイド）と，アセチルコリンを分解するコリンエステラーゼを阻害するコリンエステラーゼ阻害薬に分類される。

a）コリンエステル

コリンエステルには，アセチルコリンと合成されたカルバコール（製造禁止）とベタネコールがある。アセチルコリンは，ムスカリン受容体とニコチン受容体を刺激する。投与量により作用機序が異なることが特徴で，少量では，ムスカリン受容体を刺激して，血管内皮では一酸化窒素を遊離することで間接的に血管を拡張させる。心臓に対しては，徐脈を誘発し，心筋収縮力は低下する。また，腸平滑筋や腺分泌に関しては，収縮および分泌亢進を示す。瞳孔は縮瞳する。一方，大量の場合は，ニコチン受容体に作用して，交感神経節の刺激や副腎髄質からのアドレナリン遊離により，昇圧作用を示す。この作用は一過性である。その理由は，体内の至るところに存在するコリンエステラーゼによって瞬時に分解されるためである。しかしながら，合成されたカルバコールとベタネコールは，分解されにくい。ベタネコールはムスカリン受容体のみ刺激するが，カルバコールはムスカリン受容体のみならず，ニコチン受容体をも刺激する。

b）天然アルカロイド

アルカロイドは天然の窒素を含む有機塩基類で，ムスカリンは毒キノコであるベニテングダケに含まれるアルカロイドの一種である。ムスカリン作用の語源となった。ピロカルピンはヤボランジの葉に含まれる。ムスカリン作用が強く，縮瞳，眼圧低下や唾液腺の分泌を促進する。

c）コリンエステラーゼ阻害薬

　アセチルコリンは，コリンエステラーゼにより酢酸とコリンに分解される。コリンエステラーゼには，アセチルコリンエステラーゼとブチリルコリンエステラーゼがある。コリンエステラーゼ阻害薬は，コリンエステラーゼの作用を阻害することで，コリン作動性神経の機能を増強する。その結果，コリン作動性神経が分布している副交感神経の効果器や骨格筋の作用を増強する。コリンエステラーゼ阻害薬はムスカリン受容体を刺激するのみならず，骨格筋の神経筋接合部にあるニコチン受容体を活性化して骨格筋の収縮を強める。代表的なコリンエステラーゼ阻害薬には，ネオスチグミン臭化物やピリドスチグミン臭化物などがある。重症筋無力症の治療薬に使われる。ジスチグミン臭化物は臨床でよく使われるコリンエステラーゼ阻害薬で，重症筋無力症のほかに，手術後および神経因性膀胱などの低緊張性膀胱による排尿困難に適応がある。

　またコリンエステラーゼ阻害薬は，認知症の治療薬でもある。認知症ではアセチルコリンが低下して記憶障害などが生じるとされている。コリンエステラーゼ阻害薬でシナプス間で分解されるアセチルコリンを増やすことで，認知症を改善させる。このタイプには，ドネペジル塩酸塩，ガランタミン臭化水素酸塩，リバスチグミンがある。

　コリンエステラーゼ阻害薬に関して忘れてはいけないものにサリンがある。松本サリン事件（1994〈平成6〉年），地下鉄サリン事件（1995〈平成7〉年）の2回にわたって，サリンをテロに使われ多くの犠牲者を出した。サリンは，強い殺傷力と皮膚からも吸収される経皮毒性をもつ。プラリドキシムヨウ化物（PAM）を投与することで多くの被害者を救った。

d）適応

　①手術後・分娩後の腸管麻痺，排尿障害などに作用持続性のベタネ

コール，ネオスチグミン臭化物が用いられる。

②重症筋無力症（神経筋接合部にあるアセチルコリン〈ニコチン〉受容体が自己抗体により障害を受けるために起こる疾患）にピリドスチグミン臭化物，アンベノニウムが使われる。コリン作動性クリーゼ*2 とよばれる薬剤誘発性のクリーゼに注意する必要がある。半減期が長いアンベノニウムはコリン作動性の副作用を軽減してくれる。一方，ピリドスチグミン臭化物は半減期が短く，コリン作動性の副作用をコントロールするのによいとされている。一般には，ピリドスチグミン臭化物で治療開始することが多い。

③緑内障にはピロカルピンやネオスチグミン臭化物が使われる。

④アルツハイマー病，レヴィ小体型認知症では，前述したドネペジル塩酸塩，ガランタミン臭化水素酸塩，リバスチグミンのコリンエステラーゼ阻害薬，およびグルタミン酸 NMDA 受容体拮抗作用のメマンチン塩酸塩が使われる。

e）留意点

副交感神経作動薬（コリン作動性薬）は気管支喘息患者には禁忌である。気管支けいれん・徐脈・血圧低下に注意する。

（2）副交感神経遮断薬（抗コリン薬）

副交感神経終末のシナプス後膜にあるムスカリン受容体において，アセチルコリンと競合的に拮抗する薬物である。

a）アトロピンとスコポラミン

ベラドンナアルカロイドと総称される。ナス科植物のベラドンナやチョウセンアサガオから得られるアトロピン，ヒヨスから得られるスコポラミンがある。末梢神経への作用は両薬剤ともに同じであるが，中枢神経系への作用はスコポラミンが強い。抗コリン薬を投与するとムスカ

---

*2 コリンが多くありすぎると，筋脱力を誘導する。この状態をコリン作動性クリーゼとよぶ。

リン受容体が遮断されて，アセチルコリンが結合できなくなる。このため，心臓では頻脈がみられる。腸管や腺では，おのおの弛緩並びに腺分泌の抑制（発汗低下，口渇，気管支分泌の低下）がみられる。瞳孔では散瞳がみられる。

b）抗コリン薬

アトロピンは作用時間が長く，多くの薬理作用をもっている。よって副作用が問題となり，作用時間を調整し，作用部位選択性が高まるように薬物が開発され，治療目的に応じて使用される。

c）適応

■麻酔前投与

気管分泌抑制並びに鎮静のためにスコポラミンが用いられる。現在は使用されなくなった。

■気管支喘息・肺気腫に基づく気道閉塞

吸入薬であるイプラトロピウムが用いられる。

■眼底検査

散瞳薬として作用時間の短いトロピカミドが用いられる。

■鎮痙・消化性潰瘍

ブチルスコポラミン（鎮痙），ピレンゼピン（胃酸分泌抑制）が用いられる。ピレンゼピンは胃に選択性が高く，口渇，眼の調節障害が少ない。

■頻尿・過活動性膀胱

表 3-1 に示したように抗コリン薬が頻尿に効果を示す。

■農薬（有機リン酸化合物）の中毒

サリン，殺虫農薬のパラチオンは，コリンエステラーゼを不可逆的に阻害する。これらの中毒症状にはムスカリン作用，ニコチン作用のほか，中枢作用もある。先に触れたが，解毒薬としてプラリドキシムヨウ化物（PAM）がある。

表3-1　過活動膀胱の抗コリン薬の推奨グレード

薬剤の種類	オキシブチニン塩酸塩	プロピベリン	トルテロジン
効能・効果	下記疾患または状態における頻尿，尿意切迫感，尿失禁 神経因性膀胱，不安定膀胱（無抑制収縮を伴う過緊張性膀胱）	下記疾患または状態における頻尿，尿失禁 神経因性膀胱，神経性頻尿，不安定膀胱，膀胱刺激状態（慢性膀胱炎，慢性前立腺炎）	過活動膀胱における尿意切迫感，頻尿および切迫性尿失禁
1日投与量	6〜9 mg	10〜40 mg	4 mg
1日投与回数	3回	1回	1回
推奨グレード	グレードA	グレードA	グレードA

薬剤の種類	ソリフェナシン	イミダフェナシン	プロパンテリン
効能・効果	過活動膀胱における尿意切迫感，頻尿および切迫性尿失禁	過活動膀胱における尿意切迫感，頻尿および切迫性尿失禁	下記疾患における分泌・運動亢進並びに疼痛 胃・十二指腸潰瘍，胃酸過多症，幽門けいれん，胃炎，腸炎，過敏大腸症（イリタブルコロン），膵炎，胆道ジスキネジー 夜尿症または遺尿症，多汗症
1日投与量	5〜10 mg	0.2 mg	45〜60 mg
1日投与回数	1回	2回	3〜4回
推奨グレード	グレードA	グレードA	グレードB

デトルシトールの活性代謝産物フェソテロジンフマル酸塩（4〜8 mg/日）も有効。ほかに，選択的 β_3 アドレナリン受容体作動性の過活動膀胱治療薬であるミラベグロンがある。この薬剤は，β_3 受容体に作用して膀胱容量を増大する。抗コリン薬に特徴的な，口内乾燥，便秘，排尿困難などの副作用は少ない。一方 β_3 アドレナリン受容体作動薬の副作用である心血管系の副作用を少なくした新世代の薬剤としてビベグロンが登場した。問題となる副作用には，尿閉，血圧上昇がある。

d）留意点

　副交感神経遮断薬の副作用は，①口渇，②眼のかすみ，③頻脈，④便秘，⑤尿閉，⑥眼圧の上昇による緑内障の悪化などである。

（3）交感神経に作用する薬

　運動をしているとき，私たちは興奮している状態となる。このとき，心臓の拍動数は早くなり，汗が分泌されるようになる。このように，体を活発に活動させるときにはたらく神経が交感神経である。闘争として相手と戦うとき，体は緊張して心臓の鼓動は早くなり，血圧が上がる。相手をよく見るために瞳孔は散大し，呼吸は激しくなる。同じように，自分をねらう相手から本気で逃げるときも体は興奮した状態となる。よって，交感神経は「闘争と逃走の神経」とよばれる。代謝面では，グリコーゲンや脂肪を分解してエネルギーに変える。交感神経作用薬は，それらの作用を示すことで疾患の治療に応用される。交感神経遮断薬はその逆で，たとえばその危険因子である眼圧上昇を抑えることで緑内障の治療薬に使われる。一方，交感神経遮断薬は，糖・脂質代謝を悪化させる。

a）交感神経作動薬（アドレナリン作動薬，表 3-2）

　交感神経節後神経線維のシナプス後膜における α, β アドレナリン受容体を刺激して効果を示す直接型（ノルアドレナリン，アドレナリン，イソプロテレノール，ドブタミン塩酸塩，クロニジン塩酸塩）と，交感神経終末からノルアドレナリンを遊離させる間接型（チラミン，アンフェタミン），並びにその両方をもつ混合型（ドパミン塩酸塩，エフェドリン）作動薬がある。薬理作用は，アドレナリン受容体に対する親和性と受容体の分布に依存する。

表 3-2　交感神経作動薬

種類	薬物	受容体	主な適応
直接型	ノルアドレナリン	$\alpha,\ \beta_1 > \beta_2$	急性低血圧
	アドレナリン	$\alpha,\ \beta$	気管支けいれん，急性低血圧
	イソプロテレノール	$\beta > \alpha$	
	フェニレフリン塩酸塩	α_1	急性低血圧
	ナファゾリン硝酸塩	α_1	鼻づまり
	クロニジン塩酸塩 メチルドパ水和物	α_2	高血圧
	ドブタミン	β_1	急性循環不全
	サルブタモール硫酸塩 プロカテロール塩酸塩水和物	β_2	気管支喘息
	クレンブテロール塩酸塩	β_2	腹圧性尿失禁
	リトドリン塩酸塩	β_2	切迫流産，切迫早産
混合型	エフェドリン塩酸塩	$\alpha,\ \beta$	風邪（気管支拡張作用）
	ドパミン塩酸塩	$\alpha,\ \beta_1,\ D_1$	急性循環不全
間接型	チラミン	$\alpha,\ \beta_1 > \beta_2$	
	アンフェタミン	$\alpha,\ \beta_1 > \beta_2$	ナルコレプシー

（福永浩司，他編：新訂 疾病の回復を促進する薬，放送大学教育振興会，2013 より
転載）

b）交感神経遮断薬（表 3-3）

　アドレナリン受容体遮断薬と，ノルアドレナリンの遊離阻害や枯渇を
誘導し，結果的に交感神経活動を低下させるノルアドレナリン神経遮断
薬がある。

c）留意点

　交感神経遮断薬の副作用として，α 遮断薬では立ちくらみ，β 遮断薬
では心臓や気管支への作用が主体になり，徐脈，心不全，気管支喘息誘
発が問題となる。

表 3-3　交感神経遮断薬

	薬物	作用機序	主な適応
α受容体遮断 （非選択的）	トラゾリン塩酸塩	α	閉塞性動脈硬化症
	フェントラミンメ シル酸塩		高血圧，褐色細胞腫の診断
	エルゴタミン酒石 酸塩		偏頭痛
	エルゴメトリンマ レイン酸塩		出産後出血
α受容体遮断 （選択的）	プラゾシン塩酸塩	$α_1$	高血圧
	タムスロシン塩酸塩	$α_{1A}$	排尿障害
β受容体遮断 （非選択的）	プロプラノロール 塩酸塩	β	高血圧，狭心症，不整脈
	チモロールマレイ ン酸塩（点眼）		緑内障
β受容体遮断 （選択的）	アテノロール	$β_1$	高血圧，狭心症，不整脈
αβ	カルベジロール	αβ	高血圧
神経遮断薬	レセルピン	ノルアドレナリン枯渇	高血圧

（福永浩司，他編：新訂 疾病の回復を促進する薬，放送大学教育振興会，2013 より
転載）

2．骨格筋弛緩薬

　骨格筋は，神経-筋接合部でニューロトランスミッターであるアセチ
ルコリンにより収縮する。アセチルコリンは骨格筋のアセチルコリン受
容体に作用して，骨格筋内のカルシウム濃度を増して筋肉の収縮を起こ
す。骨格筋弛緩をもたらす薬物は，①神経筋接合部のニコチン受容体に
作用するもの（ベクロニウム臭化物，ロクロニウム臭化物，スキサメト
ニウム塩化物水和物など），②筋細胞の収縮機構に作用するもの（ダン

トロレンナトリウム水和物），③中枢神経系に作用して骨格筋の弛緩を
誘発する薬物（チザニジン塩酸塩，バクロフェン）に分類される。①は
その薬理学的作用から，競合的および脱分極性筋弛緩薬に分類される。

（1）競合的筋弛緩薬

骨格筋のニコチン受容体において，アセチルコリンと競合的に拮抗
し，神経伝達を遮断し，骨格筋を弛緩させる。薬物として，d-ツボク
ラリン，パンクロニウム臭化物，ベクロニウム臭化物，ロクロニウム臭
化物がある。なお，d-ツボクラリン，パンクロニウム臭化物は現在使
用されていない。

a）適応

全身麻酔での手術時に筋弛緩目的で用いられる。半減期は30分と短
いので，手術中に必要に応じて追加投与される。

b）留意点

コリンエステラーゼ阻害薬により競合的弛緩薬の効果は減弱する。
d-ツボクラリンは抗ヒスタミン作用による血圧低下，気管支喘息誘発
などの副作用があり，わが国では使用されない。

（2）脱分極性筋弛緩薬

薬物としてスキサメトニウム塩化物水和物がある。骨格筋のニコチン
受容体に結合し，アセチルコリンと同様に脱分極と筋収縮を引き起こす
が，一過性である。その後，その受容体はアセチルコリンと反応できな
くなり，その結果，筋弛緩作用を誘発する。

a）適応

全身麻酔での手術時に筋弛緩作用の目的で用いられる。半減期が5分
ほどで，麻酔導入時に使われる。

b）留意点

　眼圧上昇作用のため，緑内障の患者には禁忌。作用が一過性なのは，スキサメトニウム塩化物水和物が血漿および肝臓のコリンエステラーゼによって速やかに加水分解されるためである。そのため，コリンエステラーゼ阻害薬との併用では筋弛緩作用が増強される。

（3）末梢性筋弛緩薬

　骨格筋の筋小胞体からの Ca^{2+} の遊離を抑制する。薬物にはダントロレンナトリウム水和物がある。

a）適応

　全身麻酔の併発症である悪性高熱症の際に，筋弛緩，解熱の目的で用いられる。

b）留意点

　筋弛緩作用のため，脱力などの副作用に注意する。

3．局所麻酔薬

　局所から中枢神経への知覚神経の伝導を抑制し，局所的無痛を一時的に生じさせる。局所麻酔薬は神経線維のナトリウムチャネルの活動を細胞内から抑制して，興奮の伝達を遮断することで，神経麻痺を誘発する。

（1）局所麻酔薬の特徴

　①細い神経に作用しやすいので，神経遮断作用は痛覚，温度感覚，触
　　覚，運動神経の順になる。

　②局所麻酔はアミン型の弱塩基であって，細胞外液の pH で一部が非
　　イオン型となって細胞膜を通過することで，作用を発揮する。炎症

時には細胞外が酸性状態になるため，イオン型として膜を通過できなくなる。よって炎症組織では作用が減弱する。

③血管拡張作用を有する。そこで局所作用の増強のために血管収縮薬（アドレナリン）を併用する場合がある。コカインとメピバカインには血管拡張作用はない。

④投与方法には，表面麻酔（粘膜），浸潤麻酔（皮下），伝達麻酔（神経幹，神経叢），脊髄麻酔（脊髄腔内），硬膜外麻酔（硬膜外）がある。

（2）局所麻酔薬の種類と方法
ａ）エステル型（コリンエステラーゼで分解される）

コカインは組織浸透性が良く，表面麻酔に使用される。プロカイン塩酸塩は組織浸透性が悪く，表面麻酔以外で使用される。テトラカイン塩酸塩は，すべての適用方法で使用される（**表 3-4**）。なお，コカインは，臨床には用いられていない。

一般的には，エステル型はアナフィラキシーの発生が憂慮されるため，プロカイン塩酸塩の使用は推奨されていない。テトラカイン塩酸塩も一般的には使用されることはまれである。

表 3-4　局所麻酔薬

投与方法	エステル型	アミド型
表面麻酔のみ	コカイン塩酸塩	オキセサゼイン
表面麻酔以外	プロカイン塩酸塩	メピバカイン塩酸塩
すべて	テトラカイン塩酸塩	リドカイン

（福永浩司，他編：新訂 疾病の回復を促進する薬，放送大学教育振興会，2013 より転載）

ｂ）アミド型（コリンエステラーゼで分解されにくい）

　最も古いアミド型局所麻酔薬はジブカイン塩酸塩である。リドカインはすべての適用方法で使用され，ゼリー，スプレー，貼付剤がある。抗不整脈薬としても用いられる。メピバカインは表面麻酔以外に硬膜外麻酔や神経ブロックにも使わる。オキセサゼインは強酸性下でも安定なため，胃粘膜局所麻酔薬として使用される。

　その他，長時間作用アミド型局所麻酔薬として，ブピバカイン塩酸塩水和物，ロピバカイン，レボブピバカインがある。ブピバカイン塩酸塩水和物は脊髄くも膜下麻酔，硬膜外麻酔，伝達麻酔に使用されるが，中毒量では心毒性が強く現れることがある。レボブピバカインは，その欠点を改良した薬剤である。ロピバカインは前二者より運動神経遮断作用が弱く，感覚神経をより選択的に遮断できる。

付記：本章は，福永浩司・渡邊泰男編『新訂 疾病の回復を促進する薬』（放送大学教育振興会，2013）の第 3 章を，許可をいただいたうえで大幅に加筆・補正したものです。

参考文献

ⅰ）福永浩司，他編：新訂　疾病の回復を促進する薬．放送大学教育振興会，2013．

ⅱ）日本麻酔科学会編：麻酔薬および麻酔関連薬使用ガイドライン　第 3 版．日本麻酔科学会，2015．

ⅲ）日本神経学会監，「認知症疾患診療ガイドライン」作成委員会編：認知症疾患診療ガイドライン 2017．医学書院，2017．

50

参考資料

付表 1　自律神経系のおもな機能と関与する受容体

臓器	交感神経系		副交感神経系	
	受容体	作用	受容体	作用
眼 および 付属器	α_1	瞳孔散大筋収縮（散瞳）	M₃	瞳孔括約筋収縮（縮瞳）
				毛様体筋収縮（近方調節）
				涙液分泌↑
心臓	β_1	心拍数↑（洞房結節）	M₂	心拍数↓（洞房結節）
		房室伝導↑（房室結節）		房室伝導↓（房室結節）
		収縮力↑（心房，心室）		収縮力↓（心房）
血管	α_1	血管(皮膚，粘膜など)収縮		
	β_2	血管(冠血管・骨格筋など)弛緩		
気道	β_2	弛緩（気管支平滑筋）	M₃	収縮（気管支平滑筋）
				分泌↑
消化器	α_2, β_2?	蠕動運動↓（便秘）	M₃	蠕動運動↑（下痢）
	β_1?	唾液分泌↑（粘性）		唾液分泌↑（漿液性）
				消化腺分泌↑
膀胱壁	β_2	弛緩（蓄尿）	M₃	収縮（排尿）

＊血管においては，おもに発現している受容体サブタイプにより反応が異なる。

付表 2　受容体サブタイプ

A. アセチルコリン受容体（ニコチン受容体とムスカリン受容体が存在）

1) ニコチン受容体（イオンチャネル内蔵型（非選択性陽イオンチャネル））

サブタイプ	局在	反応	アゴニスト	アンタゴニスト
神経型（N_N）	自律神経節	細胞膜脱分極→シナプス伝達	アセチルコリン、ニコチン	ヘキサメトニウム
筋肉型（N_M）	神経筋接合部	細胞膜脱分極→筋収縮	アセチルコリン、ニコチン	d-ツボクラリン

2) ムスカリン受容体（G タンパク質共役型）

サブタイプ	局在	反応（関与する G タンパク質）	アゴニスト	アンタゴニスト
M_1	神経節	PLC 活性化（Gq）→シナプス伝達	アセチルコリン、ムスカリン	アトロピン
M_2	心臓	K^+ チャネル開口・cAMP 低下（Gi）→陰性変時、変力作用。心拍数↓、収縮力↓	アセチルコリン、ムスカリン	アトロピン
	副交感神経節後線維	アセチルコリン分泌抑制（自己受容体）		
M_3	平滑筋	PLC 活性化（Gq）→収縮	アセチルコリン、ムスカリン	アトロピン
	瞳孔括約筋	縮瞳		
	毛様体筋	近方調節		
	気管支平滑筋	収縮		
	膀胱平滑筋	収縮（排尿）		
	消化管平滑筋	収縮促進		
	分泌腺	PLC 活性化（Gq）→分泌増加		
	血管内皮細胞	PLC 活性化（Gq）→NO 産生→血管平滑筋弛緩		

B. アドレナリン受容体（α受容体とβ受容体に分けられる）

1) α受容体（Gタンパク質共役型）

サブタイプ	局在	反応（関与するGタンパク質）	アゴニスト	アンタゴニスト
α_1	平滑筋 瞳孔散大筋 血管（皮膚，粘膜，内臓） 立毛筋	PLC活性化（Gq）→収縮 散瞳 収縮 収縮	アドレナリン，ノルアドレナリン	フェントラミン プラゾシン
α_2	交感神経節後線維	ノルアドレナリン分泌抑制（自己受容体）	アドレナリン，ノルアドレナリン	フェントラミン ヨヒンビン

2) β受容体（Gタンパク質共役型）

サブタイプ	局在	反応（関与するGタンパク質）	アゴニスト	アンタゴニスト
β_1	心臓	AC促進（Gs）→陽性変時・変力作用， 心拍数↑，収縮力↑	アドレナリン，ノルアドレナリン	プロプラノロール
β_2	平滑筋 血管（冠，骨格筋） 気管支平滑筋 膀胱平滑筋	AC促進（Gs）→弛緩 弛緩 弛緩 弛緩（蓄尿）	アドレナリン＞ノルアドレナリン	プロプラノロール

PLC：ホスホリパーゼC，AC：アデニル酸シクラーゼ

4 | 中枢神経系に作用する薬（1）

服部信孝

《**目標＆ポイント**》 中枢神経系は脳と脊髄から構成されており，外界からの情報の受容，記憶や学習を含む情報処理や判断を司る。中枢神経系の機能を抑制することで効果を現す全身麻酔薬，睡眠薬，抗不安薬，抗てんかん薬および麻薬性鎮痛薬について，作用する仕組み，適応および副作用など臨床上の注意点について学ぶ。
《**キーワード**》 全身麻酔薬，睡眠薬，抗不安薬，抗てんかん薬，麻薬性鎮痛薬

1. 中枢神経のはたらき

　中枢神経組織は，ニューロン，グリア，そしてシナプスの3つの要素からなる。中枢神経系を構成する細胞群は，ニューロンとグリアからなり，グリアは星状膠細胞（アストロサイト），希突起膠細胞（オリゴデンドロサイト），小膠細胞（ミクログリア）の3構成から成り立っている。星状膠細胞は，神経細胞サポート，栄養，代謝支援などにかかわっており，希突起膠細胞は髄鞘の形成にかかわっている。また，小膠細胞は免疫を担当している。

　一方，神経細胞には，情報を受け取るための入力部（通常は複数本ある）である樹状突起と，神経情報を伝達するための出力部で，髄鞘で覆われている（通常は1本のみ）軸索がある。軸索と樹状突起の間でシナプスを形成し，神経間の情報伝達は個々の神経結合部位であるシナプスを介して行われる。シナプスには，ごく限られているが電気的なシナプ

スである電気シナプスと，化学物質を介した化学シナプスがある。シナプスには，数万分の1mmほどの隙間である「シナプス間隙」がある。軸索-樹状突起シナプスがおもなシナプスであるが，軸索-軸索シナプス（抑制系）などのシナプスも観察される。ほとんどの中枢神経系作用薬は，このシナプスの情報伝達に影響を与えて作用を発揮する。シナプスのうちほとんどを占める化学シナプスには，種々の神経伝達物質が関与する。

（1）中枢神経系の神経伝達物質

おもな中枢神経系伝達物質を化学構造をもとに分類すると，アミン類（アセチルコリン，ノルアドレナリン，セロトニン，ドパミン），アミノ酸（グルタミン酸，γ-アミノ酪酸〈GABA〉，グリシン），ペプチド類（オピオイド類）に分けられる。

a）アセチルコリン

脳ではその多くが興奮性である。中枢神経系におけるアセチルコリンの興奮作用は，通常はムスカリン受容体に結合して作用する。ニコチン受容体も存在する。記憶・学習に影響を及ぼす。アルツハイマー病やパーキンソン病にも関連している。

b）ノルアドレナリン

中枢神経を阻害または興奮させる。ノルアドレナリン作動薬の神経細胞体は，脳内の特定の部位，青斑核に限局して存在する。覚醒や集中などの緊張状態や，不安や恐怖を引き起こす役目を担う。また，痛みを感じなくする作用もある（ノルアドレナリン作動性の下行性疼痛抑制系）。抑うつではノルアドレナリン機能が障害されており，うつ病の患者は外部刺激に反応しないことが多い。また，延髄ではノルアドレナリンは血圧降下作用を示す。

c）セロトニン（5-HT）

　おもなセロトニン（5-hydroxytryptamine：5-HT）作動性の神経細胞体は，脳幹中央部の縫線核に存在する。5-HT は食生活，睡眠，気分に関与している。ノルアドレナリンと同様，抑うつや下行性疼痛抑制系に関与するとされている。$5-HT_3$ 受容体は嘔吐中枢の近くの CTZ（chemoreceptor trigger zone；化学受容器引き金帯）にあり，拮抗薬は制吐作用がある。$5-HT_3$ 受容体の約 90％は小腸の粘膜にあるクロム親和細胞とよばれる細胞内にあるため，昨今急増している過敏性腸症候群（慢性的な下痢や便秘などの便通異常を伴う腹痛や，腹部の不快感が繰り返される疾患）などの症状にもセロトニンが関連しているとも考えられており，腸などの消化管のはたらきに作用していると考えられている。$5-HT_{1D}$ 受容体は，頭部の血管にあり，偏頭痛の要因になっている。スマトリプタンは，偏頭痛発作時に血管を収縮させて発作の痛みを抑える。

d）ドパミン

　中枢皮質系ドパミン神経，特に前頭葉に分布するものが報酬系などに関与し，意欲，動機，学習などに重要な役割をなしている。ドパミンが欠乏するとパーキンソン病になり，過剰状態になると統合失調症を引き起こす。CTZ にはドパミン受容体があり，ドパミン拮抗薬は制吐作用がある。

e）グルタミン酸

　グルタミン酸受容体を介して中枢神経を興奮させる。てんかん発作に関与している。グルタミン酸受容体の一種である N-メチル-D-アスパラギン酸（NMDA）受容体は記憶・学習に深く関与している。アルツハイマー病型の認知症治療薬として，NMDA 受容体拮抗薬であるメマンチンがある。全身麻酔薬であるケタミンも NMDA 受容体阻害薬である。

f）γ-アミノ酪酸（GABA）

　神経のはたらきを鎮める作用がある。不安，睡眠，抗けいれん，筋肉の緊張を解くなどのはたらきがある。GABA作動性シナプス伝達作用薬には，催眠・鎮静作用をもつベンゾジアゼピン系薬物，バルビツール酸系薬物や抗けいれん作用をもつバルプロ酸ナトリウムがある。

2．全身麻酔薬

　全身麻酔薬は意識と感覚をなくし，さらに反射の抑制と骨格筋の弛緩などの，安全な手術を妨げるさまざまな生体反応を抑制する薬物である。全身麻酔ではこれらの抑制反応が可逆的に，任意の時間だけ得られることが望まれる。複数の麻酔薬に筋弛緩薬などが併用される。

（1）全身麻酔の進行
a）薬理作用

　従来の麻酔薬は，ジエチルエーテル（進行が遅い）を用いた実験により，4段階に分類されている。用量や麻酔時間に依存してゆっくりと作用するので，以下に示すように麻酔深度を4段階として薬理作用が理解されていた。

第1期　無痛期（大脳皮質の麻痺）：麻酔開始から意識消失まで。意識
　　　　はあるが痛覚は鈍麻している。後半には健忘が生じることがある。

第2期　興奮期（高位中枢からの抑制消失）：意識消失後に外観上興奮
　　　　を示す。呼吸は不規則，瞳孔散大，反射は健在，筋緊張は高
　　　　い。嘔吐をみることもある。

第3期　手術期（視床，皮質下核，脊髄の麻痺）：手術に適する深い麻
　　　　酔深度の時期。呼吸は規則的，眼瞼反射が消失，筋緊張は低下
　　　　する。

第4期 延髄抑制期：自発呼吸停止から，心停止までの時期。

　現在では，汎用される麻酔薬では作用が速く，導入・維持・覚醒の3段階として理解するほうが現実的である。全身麻酔を適用すると，中枢神経系は，大脳→間脳→中脳→小脳→延髄の順で麻酔される（不規則性下行性麻痺）。第4期では延髄機能が抑制され，血管運動中枢麻痺，呼吸中枢麻痺で死に至る。

b）作用機序

　神経細胞膜の脂質二重層に溶け込んで，イオンチャネルなどのタンパク質の構造を変化させ，膜の興奮性を抑制することによって，麻酔作用が発現すると考えられている。

（2）全身麻酔薬の種類

a）麻酔前投与

　全身麻酔を実施する前には，原則として麻酔前投与を行う。目的は不安の軽減と，気道分泌と徐脈の防止である。前者のためにベンゾジアゼピン系薬物（ミダゾラム）や制吐作用のある抗ヒスタミン薬（ヒドロキシジン塩酸塩）が使われる。後者のためにムスカリン拮抗薬（スコポラミン臭化物）が用いられる。いずれも麻酔開始40〜60分前に皮下注射ないし筋肉注射される。しかしながら，現在は，麻酔薬の発達により前投薬なしで手術室に歩いて入室する。

b）静脈麻酔薬

　短時間手術に用いられる。また，全身麻酔導入にも使われる。プロポフォール，ケタミン，チオペンタールナトリウム，デクスデメトミジン塩酸塩（プレセデックス®）などがある。

■プロポフォール

　GABA受容体に結合して，GABA作用を増強して麻酔作用を示す。

肝臓で代謝されるために麻酔の導入・覚醒が速く，超短時間で作用を現す。持続点滴静注により麻酔の導入と維持に用いられる。

■ケタミン

ケタミン酸受容体の一種である NMDA 受容体拮抗薬として作用する。麻酔作用を起こさない低容量で鎮痛作用を示すが，副作用としてケタミン麻酔回復期に不快な夢や幻覚を起こすことがある（解離性麻酔薬）。

■チオペンタールナトリウム

バルビツール酸系薬物である。GABA 受容体に結合して，GABA 作用を増強して麻酔作用を示す。脂溶性が高いので速やかに脳内に分布する。静脈注射では速やかに麻酔作用を示す（数十秒間）。また，脳以外の組織に再分布するのでチオペンタールナトリウムからの覚醒は速い（数十分間）。麻酔の導入と覚醒が速やかである。導入には適しているが，点滴静注による麻酔の維持には適さない。

■デクスメデトミジン塩酸塩

デクスメデトミジンは，α_2 アドレナリン受容体の完全アゴニスト（α_2/α_1 選択性はクロニジン塩酸塩の約 8 倍）であり，青斑核や脊髄が作用部位である。呼吸抑制が軽微であるため，集中治療における人工呼吸や人工呼吸離脱後，非挿管者の鎮静，全身麻酔の補助に使用する。さらに局所麻酔下の手術や処置並びに検査時の鎮静にも使用できる。青斑核や脊髄後角，末梢神経の α_1 アドレナリン受容体に作用して軽度の鎮痛効果も有している。なお，本薬は日本麻酔学会では，催眠鎮静薬に分類している。

c）吸入麻酔薬

静脈麻酔薬と比べて，麻酔深度を速やかに，かつ詳細に調整できる。揮発性液体であるセボフルラン，デスフルランおよびガス麻酔薬である

亜酸化窒素（笑気）がある。麻酔の導入速度は，血液のガス溶解性と吸入したガス濃度に依存する。現在使用されているほとんどの薬剤は，セボフルラン，デスフルランである。

■**亜酸化窒素（笑気）**

　麻酔の導入と覚醒の速度が速く，無痛性作用は優れているが，麻酔作用は劣る。歯科治療における無痛治療に使用される。手術時で行う全身麻酔時には単独で麻酔を維持することは効力が弱いので，強力な麻酔作用をもつエンフルラン，イソフルランのいずれかと併用することが多い。酸素欠乏に陥りやすいので，20％以上の酸素を併用する。

■**セボフルラン，デスフルラン**

　セボフルランは急速導入にも使用され，覚醒も速やかである。デスフルランは，中脳網様体や大脳皮質などの上行性網様体賦活系を抑制すると考えられているが，気道刺激性が強いので，静脈麻酔により意識消失を得た後に使用する。

3. 睡眠薬

　睡眠薬とは，睡眠と似た中枢神経系抑制状態を起こす薬物をいう。睡眠薬により睡眠への導入と維持がもたらせるが，できるだけ自然な睡眠に近いことが望まれる。睡眠にはノンレム睡眠と眼球運動を伴うレム（rapid eye movement：REM）睡眠がある。睡眠は，レム睡眠で始まり，しばらくするとノンレム睡眠に入る。レム睡眠，ノンレム睡眠ともに重要である。レム睡眠時にはっきりとした寝言や異常行動を認めることがあり，レム睡眠行動異常症（REM sleep behavior disorder：RBD）とよばれる。RBD は，パーキンソン病などの神経変性疾患の前駆段階とされている。睡眠の治療基本はレム睡眠を妨げないことにある。

　睡眠薬は，大きく3つに分けられる。①ベンゾジアゼピン系，②非ベ

ンゾジアゼピン系，③その他（メラトニン受容体作動性，オレキシン受容体遮断）である。①ベンゾジアゼピン系は GABA 作用を増強して催眠作用を示す。一方ベンゾジアゼピン骨格を有していないにもかかわらず，ベンゾジアゼピン受容体を刺激する薬が開発された。これが②非ベンゾジアゼピン系とよばれる薬剤である。ベンゾジアゼピン受容体には ω_1 と ω_2 があり，催眠作用は ω_1 を介して誘導される。ω_2 は抗不安作用と筋弛緩作用をもつ。この ω_2 刺激作用のため，従来の①ベンゾジアゼピン系薬剤は精神依存および高齢者の転倒というリスクがあるとされている。一方②の ω_1 選択性の高い非ベンゾジアゼピン系は，抗不安作用と筋弛緩作用がないため，ベンゾジアゼピン系のような精神依存や転倒のリスクが少ないとされている。

（1）ベンゾジアゼピン系薬物
a）超短時間型
　作用の発現が速く，寝付きが悪い場合に就眠・入眠薬として用いる。催眠作用は持続しない。トリアゾラムなどがある。
b）中間型
　眠りが浅く，夜中に頻繁に目が覚める場合に熟眠薬として用いる。深い睡眠を目的とする。ブロチゾラムなどがある。フルニトラゼパムも中間型とされているが，消失半減期は 20 時間であり，過剰摂取などにより致死率は高く，近年では処方は減少している。ちなみにアメリカ合衆国では一部の州で持ち込みができない。
c）長時間型
　頑固な不眠症の治療に持続性睡眠薬として用いられる。フルラゼパム，クアゼパムなどがあるが，消失半減期が 24 時間以上など問題点もあり，現在ではほとんど処方されない。

d）留意点

①筋弛緩作用をもつので重症筋無力症の患者，高齢者の患者にはベンゾジアゼピン系の睡眠薬は使用しない。

②抗コリン作用をもつので緑内障の患者には使用しない。

③一過性前向性健忘（最近のことを忘れる）がみられる。

④耐性が現れる。

⑤反跳性不眠（耐性が形成されて，急に休薬すると不眠になる）がある。

⑥高齢者ではベンゾジアゼピン系の睡眠薬は，せん妄を惹起するリスクがある。

（2）非ベンゾジアゼピン系薬物

　ベンゾジアゼピン系と同じ作用をもちながら，構造が異なる。超短時間型としてのゾピクロン（6時間型），その光学異性体のエスゾピクロン，およびゾルピデム酒石酸塩（3時間型）がある。筋弛緩作用，記憶障害や反跳性不眠の副作用が少ない。

（3）メラトニン受容体作動薬

　メラトニン受容体には体内時計調整作用を介した催眠作用があり，より自然に近い睡眠が期待される。ラメルテオン（半減期1時間）がそれであり，副作用がほどんどない。ただし効果発現に数か月かかる場合もあり，服用を続けることで効果が期待できることを説明することも大切である。

（4）オレキシン受容体阻害薬

　オレキシンは脳内で覚醒状態を維持する神経伝達物質であり，スボレ

キサント（半減期 10 時間）はオレキシン受容体を阻害し，脳を睡眠状態へ移行させることにより睡眠導入効果をもたらす。半減期は 10 時間と長く連日投与すると 3 日で血中濃度は定常状態になるが，これは催眠効果が一日中持続するという意味ではなく，脳内のオレキシン濃度が概日リズムで変化した際にその覚醒・睡眠スイッチの切り替えをしやすくするという作用機序であり，持ち越し効果は少ないとされている。

4．抗不安薬

　1960 年代よりベンゾジアゼピン系化合物（ジアゼパム，アルプラゾラム，ロラゼパムなど）が主体となる。ベンゾジアゼピン系化合物は抑制系神経である GABA 受容体の作用を増強し，抗不安効果，鎮静効果を得る。直接 GABA 受容体を刺激しないため，バルビツレート系化合物に比較すると呼吸抑制の副作用が軽減しており，過量服薬しても致死的となることがかなり減少した。ベンゾジアゼピン系のおもな作用は，抗不安作用，睡眠作用，筋弛緩作用，抗けいれん作用の 4 つである（抗不安作用が強いものが抗不安薬，睡眠作用の強いものが睡眠薬とよばれる）。これらの作用は血中濃度の上昇とともに抗不安作用，睡眠作用，筋弛緩作用の順に顕著となる。筋弛緩作用は肩こりなどの筋緊張に対して「効果」として使用される場合もあるが，多くはふらつきや転倒の原因となるため，「副作用」として扱われることが多い。タンドスピロンクエン酸塩（商品名：セディール®）は，ベンゾジアゼピン系化合物とは異なる抗不安薬で，不安と関係すると言われる神経伝達物質であるセロトニン受容体に作用する。ベンゾジアゼピン系化合物に比較すると筋弛緩作用や依存性は少ないとされるが，効果発現が遅い（数週かかることが多い）。したがって高齢者には使用しやすい。

5．抗てんかん薬

　てんかんとは，種々の成因によってもたらされる慢性の脳疾患であって，大脳ニューロンの過剰な発射に由来する反復性の発作（てんかん発作）を特徴とし，それにさまざまな臨床症状および検査所見が伴う。てんかんの原因には，原因がはっきりしている症候性てんかんと，原因がはっきりしない特発性てんかんがある。発作は，全般発作と部分発作の大きく２つに分けられる。発作型は国際抗てんかん連盟の分類を用いることが推奨されている。

（1）てんかんの病態

a）部分発作

　発作が大脳の一部から始まるもので，意識障害を伴わない皮質焦点発作や，意識障害を伴いさまざまな部分発作症状を発現する複雑部分発作（精神運動発作）がある。

b）強直性間代発作（大発作）

　意識消失とともに，強直相と間代相を伴う数分間の発作が生じる。

c）欠神発作（小発作）

　けいれんを伴わない，数秒間の意識消失が生じる。

（2）抗てんかん薬の種類（表 4-1）[1]

表 4-1　おもなてんかん薬

分　類	薬剤名	おもな作用機序	おもな副作用
Na^+ チャネル抑制薬	ラモトリギン	電位依存性 Na チャネル抑制	眠気，めまい，複視，発疹，血球減少，肝障害，SJS，DIHS，TEN
	トピラマート	Na チャネル阻害，Ca チャネル抑制，$GABA_A$ 増強，興奮性アミノ酸受容体抑制，CA 阻害	眠気，無気力，食欲減退，発汗減少，尿路結石
	カルバマゼピン	電位依存性 Na チャネル抑制	めまい，複視，眼振，失調，眠気，低ナトリウム血症，発疹，血球減少，肝障害，SJS，DIHS，TEN
	ゾニサミド	Na チャネル阻害，Ca チャネル阻害，GABA 増強，CA 阻害	眠気，無気力，食欲減退，発汗減少，尿路結石，発疹，肝障害
	フェニトイン	電位依存性 Na チャネル抑制	めまい，複視，眼振，失調，眠気，発疹，血球減少，肝障害，SJS，DIHS，TEN
	ラコサミド	Na チャネル阻害（緩徐な不活化を促進）	眠気，失調
	バルプロ酸	$GABA_A$ を介した抑制の増強，グルタミン酸を介した興奮の阻害	血小板減少，肥満，脱毛，振戦，利尿，フィブリノーゲン低下，肝障害，急性膵炎
GABA 系作用薬	フェノバルビタール	$GABA_A$-Cl-ベンゾジアゼピン受容体，Na・Ca チャンネル抑制，グルタミン酸受容体阻害	眠気，鎮静，不穏，興奮，多動，失調，発疹，肝障害，血球減少
	クロバザム	$GABA_A$ を介した抑制の増強	眠気，流涎，失調，行動異常，軌道分泌過多，発疹
	クロナゼパム	$GABA_A$ を介した抑制の増強	眠気，流涎，失調，行動異常
Ca^{2+} チャネル抑制薬	ガバペンチン	Ca チャネルに結合し伝達物質遊離調節	眠気，めまい，倦怠感，頭痛，複視，ミオクローヌス
	エトスクシミド	T 型 Ca チャネル遮断	欠神発作の第一選択薬
	トリメタジオン	T 型 Ca チャネル遮断	欠神発作に有効
その他	レベチラセタム	SV2A 結合	めまい，頭痛，精神症状（不機嫌，易怒性など）
	ペランパネル	非競合的 AMPA 受容体阻害	眠気，失調，精神症状

CA：炭酸脱水素酵素，TEN：toxic epidermal necrolysis，DIHS：drug induced hypersensitivity syndrome，SJS：Stevens-Johnson syndrome

1. クロバザム（マイスタン），ガバペンチン（ガバペン），トピラマート（トピナ），ペランパネル（フィコンパ）は，2018 年 2 月の時点では本邦では他の薬剤との併用での使用で承認されている。
2. トピラマート（トピナ）は欧米では焦点および全般発作両者に承認されているが，本邦の 2018 年 2 月時点での承認は部分発作のみである。

（日本神経学会監，「てんかん診療ガイドライン」作成委員会編：てんかん診療ガイドライン 2018，p.28，医学書院，2018 より改変）

6. 麻薬性鎮痛薬

　麻薬性鎮痛薬はおもに中枢に作用して，意識の消失なしに痛みを和らげる薬物である。そして同時に陶酔感をもたらし，依存性を起こす薬物でもある。その多くは，「麻薬及び向精神薬取締法」によってその使用が規制されている。しかしその一方で，がん性疼痛の治療においては，適正量を長期にわたり使用しても，精神的依存性は臨床上問題とならない。現在は，手術や検査の鎮痛，がん疼痛の緩和，一部の非がん疼痛の緩和に使用されているが，長期高用量使用では依存や痛覚過敏など，さまざまな問題が発生する。しかし，いわゆる解熱性鎮痛薬に比べて麻薬性鎮痛薬がより強いがん性疼痛などに有効なのは，末梢のみならず，中枢神経に作用して中枢性鎮痛作用を示すためである。

　痛みを伝える神経（一次ニューロン）は脊髄後角に入り，脊髄のなかを上行して（二次ニューロン），視床を経由し（三次ニューロン），大脳皮質への知覚領域に達している。この痛みの経路は別の下行性の経路（ノルアドレナリン並びにセロトニン作動性の下行性疼痛抑制系）によって抑制を受けている。麻薬性鎮痛薬は脊髄後角の細胞に作用して痛覚伝導路（上行性）を抑制するとともに，痛みの抑制系の経路（下行性）が亢進することによって鎮痛効果を発揮する（**図4-1**)[2]。

　麻薬性鎮痛薬にはモルヒネ塩酸塩水和物などがあり，ほかに鎮咳薬であるコデインリン酸塩水和物がある。モルヒネ塩酸塩水和物は，アヘンに含まれるベンジルイソキノリン型アルカロイドの一種で，チロシンから生合成されるオピオイド系の化合物である。おもにケシを原料とするアヘンから抽出される。強力な鎮痛・鎮静作用がある一方で依存性が強く，麻薬に関する単一条約の管理下にあり，各国で法律により厳しく管理されている。モルヒネからは，さらに依存性が強く代表的な麻薬であ

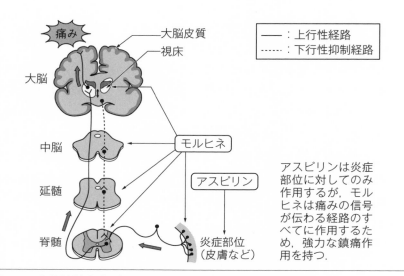

図 4-1　麻薬性鎮痛薬（モルヒネ）の効果発現のしくみ
（吉岡充弘，他：系統看護学講座 専門基礎分野 疾病のなりたちと回復の促進 ［3］
薬理学，第 13 版，p.177，医学書院，2016 より一部改変，転載）

るヘロイン（ジアセチルモルヒネ）がつくられる。鎮痛作用はオピオイ
ド受容体との結合を介して発現する。中枢神経系には麻薬性鎮痛薬と同
様のはたらきをする物質（エンドルフィン，エンケファリンなどの内在
性モルヒネ様ペプチド）が存在しており，オピオイド受容体に結合して
作用すると考えられる。オピオイド受容体にはミュー（μ），デルタ
（δ），カッパ（κ）の 3 種のサブタイプがあり，麻薬性鎮痛薬はこれらの
受容体に作用して発揮している。麻薬とは法律的名称であり，その強い
薬物依存により麻薬指定されている。それによって，麻薬性鎮痛薬は，
①麻薬性鎮痛薬，②非麻薬性鎮痛薬，③非麻薬性麻薬拮抗薬に分類され
る。

（1）麻薬性鎮痛薬

a）モルヒネ塩酸塩水和物

アヘンアルカロイドの一種で，麻薬性鎮痛薬の基本形である。鎮痛など中枢抑制作用のほか，中枢興奮作用や末梢作用を有する。

■中枢抑制作用

μ 受容体を介して，鎮痛作用を発揮する。鎮咳作用，呼吸抑制作用も有する。鎮咳作用はコデインリン酸塩水和物より強力である。呼吸抑制は急性中毒の原因である。多幸感作用を有し，慢性中毒の原因である。

■中枢興奮作用

動眼神経（副交感神経）に作用して，縮瞳させる。縮瞳は耐性を生じにくく，モルヒネ慢性中毒の診断に使われる。延髄の CTZ を刺激して，催吐作用を示す。催吐に関しては比較的早期に耐性が起こる。

■末梢作用

緊張性便秘と言われる止瀉作用を示す。

■留意点

慢性作用としておもに中枢抑制作用に対して耐性が生じ，精神的，身体的依存が形成される。身体的依存は，急な減薬や中止により退薬症状として現れる。

b）コデインリン酸塩水和物

アヘンアルカロイドの一種である。鎮痛作用はモルヒネ塩酸塩水和物の 1/6 である。鎮咳薬，止瀉薬として用いられる。

c）ペチジン塩酸塩

合成麻薬である。鎮痛作用はモルヒネ塩酸塩水和物の 1/10 であるが，平滑筋弛緩作用があるので，鎮痙作用を呈する。

d）メサドン塩酸塩

合成麻薬である。鎮痛作用はモルヒネ塩酸塩水和物と同程度である。

半減期が長く使用必要量の個人差が著しいため使用に注意が必要である。NMDA 受容体への拮抗作用も有している。欧米ではモルヒネ塩酸塩水和物の慢性中毒の治療薬として用いられる（代替療法）。

e）フェンタニルクエン酸塩

　合成麻薬である。麻酔用鎮痛薬として開発された。鎮痛作用はモルヒネの 80 倍である。

f）レミフェンタニル塩酸塩

　合成麻薬であり，超短時間作用性であるため，全身麻酔の導入および維持における鎮痛に使用される。

g）タペンタドール塩酸塩

　μ オピオイド受容体に結合するだけではなく，ノルアドレナリン再取り込み阻害薬として下行性抑制系を賦活化して疼痛を緩和する。

（2）非麻薬性鎮痛薬

a）ペンタゾシン

　κ 受容体の刺激薬であるが，弱い μ 受容体阻害作用を有する。麻薬拮抗性鎮痛薬である。鎮痛作用はモルヒネ塩酸塩水和物の 1/3 である。

b）ブプレノルフィン塩酸塩

　μ オピオイド受容体の部分刺激薬である。強力な鎮痛作用はモルヒネ塩酸塩水和物の 25〜50 倍である。

（3）非麻薬性麻薬拮抗薬（呼吸促進薬）

a）ナロキソン塩酸塩

　モルヒネ塩酸塩水和物の急性中毒である呼吸抑制に用いる。μ 受容体拮抗薬である。モルヒネ塩酸塩水和物の慢性中毒に用いると禁断症状（震え，流涎）が現れる。

b）レバロルファン酒石酸塩

　麻薬による呼吸抑制に用いられる。弱いがそれ自身，鎮痛作用をもつ。

注）トラマドール塩酸塩：セロトニン–ノルアドレナリン再取り込み阻害作用とともに，代謝産物には μ オピオイド受容体にも親和性がある。処方箋一般薬として扱われている。

付記1：本章は，福永浩司・渡邊泰男編『新訂 疾病の回復を促進する薬』（放送大学教育振興会，2013）の第4章を，許可をいただいたうえで大幅に加筆・補正したものです。
付記2：本章は，井関雅子先生（順天堂大学麻酔科学・ペインクリニック講座）に共著でご執筆いただきました。

引用文献

1）日本神経学会監，「てんかん診療ガイドライン」作成委員会編：てんかん診療ガイドライン 2018. p.28，医学書院，2018.
2）吉岡充弘，他：系統看護学講座 専門基礎分野 疾病のなりたちと回復の促進[3]　薬理学．第13版，p.177，医学書院，2016.

参考文献

i ）福永浩司，他編：新訂　疾病の回復を促進する薬．放送大学教育振興会，2013.
ii）日本麻酔科学会編：麻酔薬および麻酔関連薬使用ガイドライン　第3版．日本麻酔科学会，2018.

5 | 中枢神経系に作用する薬（2）

| 服部信孝

《**目標＆ポイント**》 本章では，前章に引き続き中枢神経系に作用する薬物として，パーキンソン病および認知症の治療に使用される薬物，向精神薬として重要な統合失調症治療薬と抗うつ薬について，作用する仕組み，適応および副作用など臨床上の注意点について学ぶ。

《**キーワード**》 パーキンソン病治療薬，認知症治療薬，統合失調症治療薬，抗うつ薬，薬物依存

1．抗精神病薬

抗精神病薬の主要な適応は，統合失調症の症状改善である。統合失調症は，①陽性症状（妄想，幻覚），②支離滅裂な会話，③陰性症状（自発性減退，関心消失）などの，特徴的な心理学的症状の発現を特徴とする。10歳代後半から20歳代に発症のピークがあり，遺伝子と環境の相互作用で発症すると考えられている多遺伝子性疾患である。統合失調症の成因は，大脳におけるドパミン過剰説が有力である。また，セロトニンの関与も指摘されている。

（1）統合失調症の病因

統合失調症は，およそ100人に1人がかかる頻度の高い病気であり，幻覚や妄想という精神病症状が特徴的である。思春期から青年期にあたる10歳代後半から20歳代に発症することが多い。発症の頻度に性差はないが，男性よりも女性のほうが発症の年齢がやや遅めである。統合失

調症の明確な発症の前に，幻聴や妄想などの症状（陽性症状）や，意欲の低下などの症状（陰性症状）が軽度に出現し始めることが多く，これを前駆期とよぶ。前駆期には非特異的な症状を呈することが多く，精神面では不眠・集中困難・意欲低下，身体面では易疲労感・自律神経症状などを認める。その結果，行動面では引きこもり・不登校・職業や学業の機能低下などを認める。統合失調症の原因には素因と環境の両方が関係しており，素因の影響が環境の影響よりやや大きいとされている。神経伝達物質のひとつであるドパミンという物質の作用が過剰になると，幻覚や妄想が出現しやすくなることが知られているが（ドパミン仮説），セロトニンやグルタミン酸，γ-アミノ酪酸（GABA）など，ほかの神経伝達物質も関係していると考えられるようになってきている。脳の構造の変化では，CT や MRI で前頭葉や側頭葉の体積が健康な人よりもやや小さいことが示されている。

（2）抗精神病薬の種類

　抗精神病薬は統合失調症の陽性症状に有効で，その臨床用量とドパミン受容体遮断の力価はよく相関する。抗精神病薬は定型および非定型抗精神病薬に分けられ，非定型抗精神病薬は陽性，陰性の両症状に有効を示す。

a）定型抗精神病薬

　クロルプロマジン，ハロペリドールに代表される薬物であり，①陽性症状，②躁病による興奮，③その他の精神病的な異常状態に対して，行動や感情を改善させる。中脳辺縁系でドパミン D_2 受容体を遮断することで陽性症状を改善する。一方，ドパミン D_2 受容体遮断によって，線条体の遮断による錐体外路症状（パーキンソニズム，遅発性ジスキネジア），下垂体の遮断による内分泌関連の副作用（高プロラクチン血症，

表 5-1　おもな抗精神病薬の副作用における比較

	副作用	体重・脂質・血糖への影響[*1]	EPS[*2]	PRL上昇[*2]	過鎮静[*3]	起立性低血圧[*3]	QT延長[*4]	便秘・口渇・尿閉[*5]
定型抗精神病薬	ハロペリドール	0	+++	++	+	+	+	+
	クロルプロマジン	++	++	+	+++	++	+	+++
非定型抗精神病薬 SDA	リスペリドン	++	+	+++	+	+	+	0
	ペロスピロン	+	0	+	+	0	0	+
	ブロナンセリン	0	+	+	0	0	0	0
MARTA	クロザピン	+++	0	0	+++	+	0	+++
	オランザピン	+++	0	0	+	0	0	+
	クエチアピン	++	0	0	++	+	0	+
部分作動薬	アリピプラゾール	0	0	0	+	0	0	0

＊1：H_1・$5HT_{2C}$阻害　＊2：D_2阻害　＊3：α_1阻害　＊4：α_1・コリン阻害　＊5：コリン阻害
(From A Meta-Analysis of Head-to-Head Comparisons of Second-Generation Antipsychotics in the Treatment of Schizophrenia. Stefan Leucht, M.D., Katja Komossa, M.D., Christine Rummel-Kluge, M.D., Caroline Corves, M. Sc., Heike Hunger, Franziska Schmid, Claudia Asenjo Lobos, M.Sc., Sandra Schwarz, and John M. Davis, M.D. American Journal of Psychiatry 2009 166：2, 152-163：Table 2.)

乳汁分泌症)，ムスカリン受容体並びにαアドレナリン受容体遮断による自律神経症状（起立性低血圧，口渇，排尿困難）が現れる（**表 5-1**)。

■クロルプロマジン

　鎮静作用に優れ，抗コリン作用並びにαアドレナリン受容体遮断作用が強い。

■ハロペリドール，フルフェナジン

　抗精神病薬としての作用は強く，パーキンソニズムなどの錐体外路症状の誘発率も高い。抗コリン作用並びにαアドレナリン受容体遮断作用は少ない。

■スルピリド

　脳内移行は少なく，低用量で胃・十二指腸潰瘍薬として，中用量ではうつ状態に使用される。

b）非定型抗精神病薬

　ドパミン D_2 受容体遮断に加えて，中脳皮質系において，強い 5-HT_{2A} 遮断作用によりドパミン遊離作用を促進して，陰性症状にも有効とされている。非定型抗精神病薬は用量が少ない場合は，錐体外路症状の発生率は低い。

■リスペリドン

　セロトニン・ドパミンアゴニスト（SDA）とよばれている。

■オランザピン

　セロトニン・ドパミン受容体に加えて，多くの神経伝達物質受容体に作用する MARTA（multi-acting-receptor-targeting-antipsychotics；多受容体作用抗精神病薬）とよばれている。

■アリピプラゾール

　ドパミン D_2 受容体の部分アゴニストであり，ドパミンシステムスタビライザーとして分類される。ドパミンが不足している中脳皮質系ではこれを増強させて感情鈍麻や無為・自閉などの陰性症状を改善し，ドパミンが過剰に作用している中脳辺縁系ではこれを減少させて幻覚・妄想などの陽性症状を改善する。

■クロザピン

　作用機序は不明であるが，D_2 受容体遮断作用に依存しない中脳辺縁系ドパミン神経系に対する選択的抑制が考えられている。自殺頻度が炭酸リチウム同様少ないことが報告されている。またミクログリアの活性を抑制して神経保護作用があると予想されている。無顆粒球症を起こすことがわかっており，モニタリング目的に定期的な血球などの検査が義務づけられている。

2. 抗うつ薬と抗躁薬

　気分障害には気分の抑制を主症状とするうつ状態と，気分の高揚を主症状とする躁状態がある。躁状態では気分爽快，意欲亢進，思考促進などを主症状とする。一方，うつ状態では抑うつ気分，悲壮感，罪悪感，意欲低下に加え，不眠，食欲不振，全身倦怠感などの身体症状を伴い，自殺念慮を誘導する。躁状態とうつ状態の病相の一方だけをもつ単極型（抑うつ型，躁病型）と，両相の現れる双極型（躁うつ病）の感情障害がある。初発年齢は青年期から老年期と幅が広い。特に初発年齢の若い躁うつ病の発症には，遺伝的素因が高いとされている。

（1）うつ病の病因

　うつ病の原因に関しては，脳の神経細胞における情報の伝わり方に異変が生じているということが報告されている。私たちは生活のなかで，「食べる」「寝る」などの基本的な動作の命令を脳からからだに伝えているが，「意欲」や「記憶」などの感情も指令し，知的な命令も実行している。この神経伝達物質の機能異常が指摘されており，なかでもセロトニンとノルアドレナリンは，気分や意欲，記憶などの人の感情にかかわる情報の伝わり方をコントロールし，こころとからだのはたらきを活性化していると考えられている。うつ病では，何らかの原因で神経の細胞と細胞の間にあるセロトニンとノルアドレナリンの量が減って，情報がうまく伝わらないために，さまざまな症状が現れると考えられている。現在使用されている抗うつ薬は，脳内モノアミン[*1]類の作用を増強させる。

[*1] モノアミンは，ドパミン，ノルアドレナリン，アドレナリン，セロトニン，ヒスタミンなどの総称である。

（2）抗うつ薬の種類

　おもな抗うつ薬の一次的作用は，アミンの再取り込み阻害である。作用発現には投与後 1〜2 週間を要する。シナプス間隙のモノアミン濃度が上昇し，その結果，抗うつ作用を示すものと考えられている。三環系や四環系抗うつ薬，選択的セロトニン再取り込み阻害薬や選択的セロトニン・ノルアドレナリン再取り込み阻害薬に分類される。

a）三環系抗うつ薬

　イミプラミン，アミトリプチリン，クロミプラミンがある。これらはノルアドレナリンとセロトニンの再取り込みを抑制する。効果発現は，投与 2〜3 週間後にうつ状態の改善がみられる。副作用に抗コリン作用（口渇，眼圧上昇，排尿障害），α アドレナリン受容体遮断作用（起立性低血圧），抗ヒスタミン作用（眠気）がある。

b）四環系抗うつ薬

　マプロチリン，ミアンセリン，セチプチリン，ミルタザピンがある。副作用は三環系に比べて少ない。マプロチリンはノルアドレナリン再取り込み阻害作用があるが，セロトニンへの作用は弱い。発現は数日とされている。ミアンセリンやセチプチリンは，ノルアドレナリン再取り込み阻害作用は少ない。α_2 アドレナリン受容体遮断作用があり，中枢のノルアドレナリン作動性神経終末での抑制系 α_2 アドレナリン自己受容体を遮断することでノルアドレナリンの放出を促進することにより，抗うつ効果を発揮する。ミルタザピンはミアンセリンやセチプチリンと比べて α_1 遮断作用が弱いため，ノルアドレナリンがセロトニン細胞体上に存在する α_1 受容体を介して，セロトニン神経の発火促進を導くことができる，セロトニンとノルアドレナリンに作用する dual action のある抗うつ薬と言われている（NaSSA）。従来の三環系抗うつ薬に比べて即効性があるとされている。

c）選択的セロトニン再取り込み阻害薬（selective serotonin reuptake inhibitor：SSRI）

　フルボキサミンマレイン酸塩，パロキセチン塩酸塩水和物などがある。セロトニン神経終末に存在するセロトニントランスポーターを特異的に阻害して，セロトニンの再取り込みを阻害し，シナプス間隙のセロトニン濃度の上昇を惹起して，その結果，効果を発現する。副作用は三環系抗うつ薬に比べて少ないが，消化器症状（悪心，嘔吐）がみられる。

d）選択的セロトニン・ノルアドレナリン再取り込み阻害薬（selective serotonin-noradrenaline reuptake inhibitor：SNRI）

　ミルナシプラン塩酸塩は，セロトニンとノルアドレナリンのトランスポーターに特異的に作用して，セロトニンとノルアドレナリンの神経終末への再取り込みを阻害し，シナプス間隙のセロトニンとノルアドレナリンの濃度上昇によって効果を発現する。副作用はほかの抗うつ薬に比べて少なく，効果発現は速く，急性期治療に有効である。

（3）抗躁病薬（気分安定薬）

　躁病，双極性感情障害（躁うつ病）では，炭酸リチウムが気分を安定させる作用をもつ。カルバマゼピンやバルプロ酸ナトリウムも気分安定作用があるが，炭酸リチウムに反応しない患者に用いられる。炭酸リチウムが躁病を改善する作用はいまだに解明されていないが，細胞内の神経伝達にかかわるイノシトールとよばれる物質を枯渇させることで，躁病を治療していると言われている。また，セロトニンやノルアドレナリンなどが遊離・取り込みされる過程を阻害するとも考えられている。副作用に注意する必要がある。おもな副作用は振戦や口渇，下痢などだが，重篤な副作用としてリチウム中毒が知られている。薬の過量投与に

よってリチウム中毒が起こると，消化器症状，傾眠，錯乱，運動障害，発熱・発汗などの症状が起こる。炭酸リチウムの解毒剤はないため，リチウム中毒が現れたときの処置方法は，薬の投与を中止し，利尿薬や補液によって薬の排泄を促すことになる。よって血中濃度のモニタリングが必要となる。

3. パーキンソン病

　パーキンソン病は，4徴である静止時振戦，筋固縮，無動，姿勢反射障害のうち，2徴ある場合にパーキンソニズムを疑う。頻度はわが国では10万人あたり150人前後であり，加齢が重要な危険因子とされている。よってわが国が現在超高齢社会を迎えている以上，今後ますます増えることが予想される。65歳以上では100人あたり1人の頻度で罹患する。コアとなる運動症状は，黒質のドパミン神経細胞の脱落により，錐体外路の神経変性が惹起されることで起こる。近年は運動症状以外に，便秘，起立性低血圧，睡眠障害，うつ，認知症などの非運動症状も注目されている。非運動症状にはアセチルコリン，セロトニンが関与し，さらにすくみ足などは，ノルアドレナリンが関与するとされており，multicentric disorder と位置づけされている。5～10%は遺伝性パーキンソン病である（**表 5-2**）。

（1）パーキンソン病の病因とその診断

　病因は依然不明であるが，ミトコンドリア機能低下，酸化ストレス，炎症，タンパク分解系（ユビキチン–プロテアソーム系，オートファジーリソソーム系）の関与が指摘されている。遺伝性パーキンソン病の病態から遺伝歴のない孤発型の細胞死のメカニズムを明らかにするアプローチが盛んになされており，上記に示した病因が提唱されている。神

表 5-2　遺伝性パーキンソン病の遺伝子

遺伝子シンボル	遺伝子座	遺伝形式	遺伝子名	発症年齢	レヴィ小体の有無
PARK1(SNCA), PARK4	4q21	AD	α-synuclein	40歳前後	+
PARK2	6q252.2-27	AR	parkin	40歳以下	-（患者によっては+）
PARK3	2p13	AD	?	35〜89歳	+
PARK5	4p14	AD	UCH-L1	50歳以下	?
PARK6	1p35-36	AR	PINK1	50歳前後	+
PARK7	1p36	AR	DJ-1	27〜40歳	?
PARK8	12q12	AD	LRRK2	65歳前後	+/-
PARK9	1p36	AR	ATP13A2	11〜16歳	?
PARK10	1p32	SP	?	高齢	?
PARK11	2q36-37	AD	GIGYF2	高齢	?
PARK12	Xp21-q25	SP	?	高齢	?
PARK13	2p12	SP	HtrA2/Omi	高齢	?
PARK14	22q13.1	AR	PLA2G6	20〜25歳	+
PARK15	22q12-q13	AR	FBXO7	10〜19歳	?
PARK16	1q32	SP	?	高齢	?
PARK17	16q12	AD	VPS35	高齢	-
PARK18	3q27	AD	EIF4G1	高齢	+
PARK19	1p31.3	AR	DNAJC6/HSP40	10〜20歳	?
PARK20	21q22.11	AR	SYNJ1	若年	?
PARK22	7p11.2	AD	CHCHD 2	高齢	?
GBA	1q21	SP	glucocerebrosidase	52±7歳	+

新規に PSAP 遺伝子の D ドメインに変異をもつ家系も見出されている。

経病理学的に残存神経細胞にレヴィ小体があることから，タンパク分解系の関与が指摘されている。

　パーキンソン病の診断には，臨床症状や薬の反応性に加えて，ドパミントランスポーター脳シンチグラフィ（dopamine transporter scan：DaT scan）や MIBG 心筋シンチグラフィを補助診断で用いることで，診断の精度を上げる。鑑別には，血管障害性パーキンソニズム，薬剤誘発性パーキンソニズム，正常圧水頭症などがあり，これらは DaT scan で集積低下を認めない。一方，変性疾患による進行性核上性麻痺，多系統萎縮症は取り込み低下を認めるため，総合的な判断で鑑別する必要がある。MIBG 心筋シンチグラフィで，進行性核上性麻痺と多系統萎縮症では一般に取り込み低下を認めない点も，鑑別に有用である。

（2）パーキンソン病の薬物治療（図 5-1）

　パーキンソン病の運動症状には，黒質ドパミン神経細胞の脱落が関与しているとされている。正常と比較して残存細胞が 50% まで減少，線条体のドパミン量が 20% まで低下すると症状が発現する。よってパーキンソン病の治療の本質は，根治療法は現時点ではないので，ドパミン補充療法が主体となる。ドパミン自体は血液脳関門を通過できないので，その前駆体である L-ドパを投与する。さらに，パーキンソン病ではコリン作動性神経がドパミン作動性神経に対し優位になっていることから，コリン作動性神経を抑制することでコリン作動性とドパミン作動性神経のバランスを是正することも，治療選択のひとつになっている。

a）レボドパ

　ドパミンの前駆体であるレボドパは，ドパ脱炭酸酵素阻害薬を併用することで効率よく L-ドパを脳内に運ぶ。わが国にはドパ脱炭酸酵素阻害薬が 2 種（カルビドパ，ベンセラジド）あり，それぞれ 10%，25%

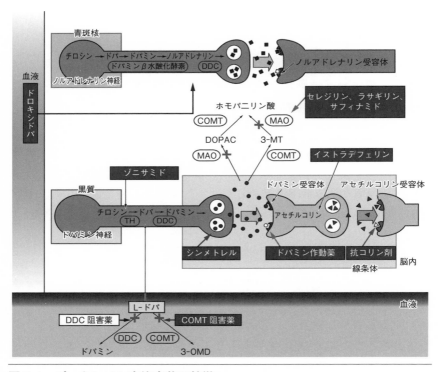

図 5-1　パーキンソン病治療薬の特徴
DDC：ドパ脱炭酸酵素，COMT：カテコール-*O*-メチル基転移酵素，MAO：モノアミン酸化酵素
（波田野琢先生〈順天堂大学医学部神経学講座〉作成）

と比率も異なる。脳内ではドパ脱炭酸酵素でドパミンに変換される。現在も gold standard として使われる。進行期ではジスキネジア（舌，体幹，四肢をくねくねさせるような運動）やウェアリングオフ[*2] が問題になる。これらの運動合併症状は薬の半減期が短いことが誘発の原因になっている。海外では，十二指腸へチューブを通じてポンプでジェル状

[*2] 薬の効いているときと，薬の効果が切れているときを示す。

のL-ドパを持続的に注入する治療法（Levodopa/carbidopa intestinal gel：LCIG）が行われており，日本でも認可された。胃瘻をつくるため腹壁に穴をあける手術が必要だが，持続ドパミン刺激療法を実現する方法として考案された。

b）ドパミン受容体作動薬

ドパミン作動薬には麦角系（ブロモクリプチンメシル酸塩，ペルゴリド，カベルゴリン）と非麦角系（プラミペキソール塩酸塩水和物，ロピニロール，ロチゴチン）があり，それぞれ特徴がある。一般に麦角系ドパミン受容体作動薬の副作用としては，心臓弁膜症，後腹膜線維症，そして嘔気が問題となることがある。非麦角系ドパミン受容体作動薬では，眠気や睡眠発作，下肢の浮腫が問題となることがある。非麦角系ドパミン受容体作動薬は麦角系と比べると半減期が短いが，徐放化され1日1回の服用で作用が維持されることが可能となった。また，ロピニロールは徐放製剤に加えて貼付剤も利用できるようになっており，さらに持続的投与が可能になった。

c）アマンタジン

ドパミン遊離作用をもつが，300 mgと高用量にするとグルタミン酸受容体を阻害してジスキネジアを抑制する作用がある。

d）トリヘキシフェニジル

中枢性抗コリン薬である。ムスカリン受容体拮抗作用でコリン作動性神経を抑制する。高齢の患者には認知症や幻覚を誘発することが懸念されており，使用は控えることがよいとされている。若い患者で振戦が強いケースでは有効性が期待される。

e）エンタカポン

レボドパの末梢における代謝酵素であるカテコール-O-メチルトランスフェラーゼ（COMT）を阻害する薬剤である。COMTを阻害し，末

梢におけるレボドパから 3-*O*-methyldopa（3-*O*MD）への代謝を阻害することで，レボドパの最高血中濃度を高めずに血中濃度を維持することが可能になる。こうした作用により，エンタカポンには，オン時間（症状が改善している時間）を延長する効果が期待できる。このエンタカポンは，中枢神経系への移行はないとされている。またエンタカポンとレボドパの合剤も使用可能となった。近いうちに1日1回投与のCOMT 阻害剤が利用できるようになる。

f) ドロキシドパ

ノルアドレナリンの合成前駆物質である。すくみ足にノルアドレナリンの欠乏が関連していることから治療薬として開発された。ノルアドレナリンの前駆物質であることから，起立性低血圧の治療にも使用される。

g) ゾニサミド

抗てんかん薬であるが，振戦，ウェアリングオフの治療薬として用いられる。T 型カルシウムチャネル阻害作用，MAO-B 阻害作用，そしてチロシン水酸化酵素活性作用などを通じて抗パーキンソン病作用を示すとされている。

h) イストラデフィリン

線条体にあるアデノシン A_{2A} 受容体を阻害することで GABA シグナルを抑制し，その結果運動機能を高める作用を示す。ウェアリングオフに対する有効性が確かめられている。

i) MAO-B 阻害薬（モノアミン阻害薬）

モノアミン酸化酵素 B 阻害薬は，ドパミンやセロトニンの分解酵素である MAO-B の作用を抑制することで脳内のドパミン，セロトニンの濃度を 40〜50% 上げて，パーキンソン病症状を改善する。本邦では，セレギリン，ラサギリン，サフィナミドの3種類がある。セレギリンと

ラサギリンは不可逆的抑制作用であり，サフィナミドは可逆的抑制作用
である。ラサギリンは進行抑制作用の可能性が指摘されている。サフィ
ナミドは電位依存性ナトリウムチャネル阻害作用を介したグルタミン酸
放出抑制作用を併せもっている。よってジスキネジアの出現を軽減され
ることが予想されている。

4. 抗認知症薬

　認知症は，正常に発達した知的機能が後天的な脳の器質性障害によっ
て持続性に低下し，日常生活や社会生活に支障をきたすようになった状
態で，障害がある期間（少なくとも6か月以上）持続し，それが意識障
害のないときにみられるものである。認知症の中核は記憶障害，失見当
識，判断力の低下をはじめとする知的機能の障害であり，失語，失行，
失認，実行機能障害などの複数の知的機能の障害がみられる。認知症に
は，おもな疾患にアルツハイマー病，血管障害性認知症，レヴィ小体型
認知症，前頭側頭葉型認知症がある。ここでは最も頻度の高いアルツハ
イマー病について解説する。

（1）アルツハイマー病の病因

　アセチルコリンの低下が症状誘発の原因となっている。神経病理学的
検討では，老人斑，神経原線維変化が主体でアミロイドとリン酸化タウ
が蓄積する。遺伝学的にはアポリポタンパクE（APOE）遺伝子と老年
性アルツハイマー病との関連について多くの研究が行われており，
APOE ε4 は，アルツハイマー病発症リスクを上昇させると考えられて
いる。30～60歳で発症する若年性アルツハイマー病のほとんどの症例
は家族性である。治療に関しては，アセチルコリンを増やすためにその
分解酵素であるアセチルコリンエステラーゼ阻害薬が主流である。一

方，記憶・学習に関与しているグルタミン酸受容体のひとつである NMDA（*N*-メチル-*D*-アスパラギン酸）受容体の機能障害の関与がわかっている。アルツハイマー病では，NMDA 受容体を正常にコントロールすることで症状の改善が期待される。また，老人斑の主成分であるアミロイドをワクチン療法で能動的あるいは受動的に除去する治療法の開発が進んでいるが，有効性が確立できていない。

（2）アルツハイマー病の認知症治療薬（表 5-3）

表 5-3　認知症治療薬 4 剤

一般名		ドネペジル	ガランタミン	リバスチグミン	メマンチン
作用機序	アセチルコリンエステラーゼ阻害作用	◎	◎	◎	-
	ブチリルコリンエステラーゼ阻害作用	-	-	◎	-
	ニコチン性受容体への APL 作用	-	◎	-	-
	NMDA 受容体拮抗作用	-	-	-	◎
適応		軽度〜高度 AD	軽度〜中等度 AD	軽度〜中等度 AD	中等度〜高度 AD
維持用量		5・10 mg/日	16〜24 mg/日	18 mg/日	20 mg/日
剤形		錠剤・OD 錠 細粒・ゼリー	錠剤・OD 錠 内用液	貼付剤	錠剤
おもな副作用		消化器症状	消化器症状	適用部位紅斑・そう痒感・接触性皮膚炎	傾眠，めまい
国内発売時期		1999 年 11 月	2011 年 3 月	2011 年 7 月	2011 年 6 月

AD：アルツハイマー病，OD：口腔内崩壊錠
（櫻井　隆，他編：疾病の回復を促進する薬，p.78，放送大学教育振興会，2017 より一部改変，転載）

a）ドネペジル，ガランタミン，リバスチグミン

　いずれもアセチルコリンエステラーゼ阻害薬で，脳内のアセチルコリンの濃度を上昇させることで抗認知症作用を示す。ガランタミンはニコチン性アセチルコリン受容体にも作用してアロステリック作用を現す。リバスチグミンは貼付剤であり，同薬の経口薬に比べて消化器症状が軽減された。アセチルコリンエステラーゼ阻害薬は消化器症状があるため，食欲不振には留意する必要がある。このなかでドネペジルだけがレヴィ小体型認知症にも保険適用がある。

b）メマンチン塩酸塩

　NMDA 受容体阻害薬である。正常のグルタミン酸刺激は阻害せず，過剰なグルタミン酸刺激を阻害することで抗認知症作用を示す。

付記1：本章は，福永浩司・渡邊泰男編『新訂 疾病の回復を促進する薬』（放送大学教育振興会，2013）の第5章を，許可をいただいたうえで大幅に加筆・補正したものです。
付記2：本章は，大沼徹先生（順天堂大学精神医学講座）に共著でご執筆いただきました。

参考文献

ⅰ）福永浩司，他編：新訂　疾病の回復を促進する薬．放送大学教育振興会，2013.
ⅱ）日本神経学会監，「パーキンソン病診療ガイドライン」作成委員会編：パーキンソン病診療ガイドライン 2018．医学書院，2018.

6 | 循環器系に作用する薬 (1)

代田浩之

《**目標＆ポイント**》　虚血性心疾患とは心臓の栄養血管である冠状動脈の病的状態，おもに粥状動脈硬化症による狭窄や閉塞から心筋虚血あるいは心筋壊死を起こして発症する急性あるいは慢性の心臓疾患である。慢性虚血性心疾患の治療は冠状動脈の血行再建術（冠動脈バイパス術，冠動脈インターベンション）と内科治療がある。内科治療の目的は，心筋虚血の軽減と予防，急性冠症候群の発症予防そして動脈硬化の進展予防である。薬として冠動脈拡張薬，降圧薬，抗血小板薬などがあり，病態にあわせて選択していく。高血圧症，脂質異常症は動脈硬化の重要な危険因子であり，その治療は，動脈硬化の進展予防ひいては虚血性心疾患の予防に重要である。本章では，代表的治療薬について作用する仕組み，適応および副作用など臨床上の注意点について学ぶ。

《**キーワード**》　高血圧治療薬，脂質異常症治療薬，狭心症治療薬，抗血栓薬

1. 虚血性心疾患の病態生理（図 6-1）

（1）狭心症

　心臓は動脈を介して全身臓器に血液供給を行うポンプとしての機能を担う。大動脈は多くの分枝動脈により諸臓器を栄養するが，大動脈から派生する最初の枝が，心筋に血液を供給する冠動脈である。冠動脈が狭くなることで心筋への血流が減少し，心筋の酸素需要に対する供給が不足すると，胸部に痛みや圧迫感などの症状が生じる。すなわち，冠動脈狭窄により心筋酸素需要と供給が不均衡となり胸部などに症状を呈する状態が狭心症である。冠動脈狭窄はおもに動脈硬化を介して生じるが，

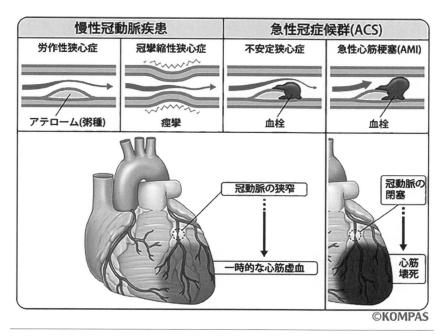

図 6-1　虚血性心疾患の病型　狭心症と心筋梗塞
（慶應義塾大学病院：KOMPAS, http://kompas.hosp.keio.ac.jp/contents/000236.
html〈2020 年 4 月 21 日アクセス〉より転載）

冠動脈に明らかな狭窄がない場合にも冠動脈自体が一時的に収縮することで血管内腔が狭くなり，狭心症の原因となる。前者はおもに労作時に発症することから労作性狭心症，後者を冠攣縮性狭心症とよぶ。

（2）心筋梗塞

　冠動脈から心筋への血流障害が突然遮断され，心筋が壊死した場合を心筋梗塞とよぶ。心筋梗塞に移行しやすい進行性で病状の不安定な狭心症を不安定狭心症とよび，心筋梗塞とあわせて急性冠症候群という。急

性冠症候群では冠動脈の粥状硬化が破綻することによって血栓が形成され冠動脈が急性に閉塞する。急性心筋梗塞は虚血性心疾患の最重症型であり，速やかに適切な治療が行われない場合，壊死心筋が広範囲となり不整脈や心不全を合併し，致死的となりうる。心筋梗塞の範囲が大きくなると心拍出量の減少や血圧の低下につながる。心臓では梗塞心筋による血行動態の変化を代償するために非梗塞領域の拡大が生じるが，このような心筋梗塞後に生じる心拡大などの形態的変化を，心筋リモデリングとよぶ。心筋リモデリングは，心筋梗塞後の生命予後を悪化する要因である。

2. 虚血性心疾患治療薬[1,2]

狭心症の薬物治療では，心臓の酸素需要を減少させること，あるいは冠動脈の血流を増加させること，さらに血栓予防のために血小板凝集を抑制することを目的とする。心筋酸素需要を規定するのは，心臓の前負荷（静脈還流量），後負荷（全身の血管抵抗），心収縮力，心拍数である。交感神経活性亢進は酸素需要を高める。硝酸薬やカルシウム拮抗薬は血管拡張作用を介して前負荷や後負荷軽減にはたらき，β遮断薬は交感神経活性を抑制することで心収縮力低下，心拍数減少をもたらし心筋の酸素需要を低下させる。硝酸薬やカルシウム拮抗薬は冠動脈の攣縮を抑制するため，冠攣縮性狭心症の治療にも用いられる。血小板凝集抑制には抗血小板薬を用いる（抗血小板薬の項〈p.91〉に記載）。また，脂質異常症治療薬であるスタチンは，心筋梗塞の発症や再発を予防する効果が確立されているため用いられる（脂質異常症治療薬の項〈p.99〉に記載）。一方，心筋梗塞を発症した患者では，心筋梗塞の再発を予防すること，心筋リモデリングの抑制により心不全や突然死を予防することを目的に，抗血小板薬，スタチン，β遮断薬，アンジオテンシン変換酵

表 6-1　虚血性心疾患治療薬

	特徴	注意点
硝酸薬	末梢血管抵抗・静脈還流量を減らすことで心筋酸素需要を減らし，冠動脈血流を増加させることで狭心症症状を予防する。	頭痛・動悸・血圧低下に注意。
カルシウム拮抗薬	動脈硬化性および冠攣縮性狭心症の発作の予防と症状改善に有効である。	心不全患者には慎重投与。
β遮断薬	心筋酸素需要を低下させることで狭心症症状を改善する。心筋梗塞患者において心筋梗塞再発や突然死の予防効果を有する。	徐脈，喘息発作に注意。冠攣縮性狭心症には単独で用いない。
ACE 阻害薬/ARB	心筋梗塞後の心筋リモデリング抑制に有効である。	腎動脈狭窄症患者には慎重投与。
スタチン	脂質異常症患者や虚血性心疾患患者における心血管イベント抑制効果が確立されている。	肝障害，筋障害
抗血小板薬	心筋梗塞再発予防として必須である。冠動脈カテーテル治療を受けた患者の多くは，一定期間抗血小板薬を2種類併用する。	出血性合併症

＊スタチンについては脂質異常症の項目でふれる。
（櫻井　隆，他編：疾病の回復を促進する薬，p.90，放送大学教育振興会，2017 より一部改変，転載）

素（ACE）阻害薬/アンジオテンシンⅡ受容体拮抗薬（ARB）を用いる[1]（**表 6-1**）。

（1）硝酸薬（ニトログリセリン，イソソルビドなど）・ニコランジル

　硝酸薬は血管平滑筋細胞内で NO（一酸化窒素）を供給し cGMP を介して細胞内 Ca^{2+} 濃度を低下させるとともにミオシン軽鎖の脱リン酸化をもたらして平滑筋を弛緩させる。全身の静脈を拡張し，静脈還流量を減らすことで心臓の前負荷を軽減する。また，全身の動脈を拡張する

ことにより末梢血管抵抗を減らし，後負荷を軽減する。さらに冠動脈を拡張させることで冠血流量を増加させ，心筋の酸素需要と供給のバランスを改善することが可能となる。おもに舌下錠あるいは貼付薬として使用され，短時間作用型は狭心症発作時に有用である。副作用として血管拡張作用に起因する頭痛・動悸・低血圧があげられるが，特に短時間作用型製剤では，使用直後の血圧低下によるふらつきや転倒に注意する。ニコランジルも一酸化窒素（NO）を遊離し，これが細胞内のグアニル酸シクラーゼを活性化し，細胞内 cGMP を増量して血管平滑筋の弛緩を起こすが，これに加えて，ATP 依存性 K^+ チャネルを開口させる作用を有する。ニトロ化合物として太い冠動脈を拡張させるとともに，ATP 依存性 K^+ チャネル開口作用により細い冠動脈をも拡張させる。

（2）カルシウム拮抗薬（ベニジピン，ジルチアゼムなど）

　血管平滑筋に作用し，電位依存性 Ca^{2+} チャネルを介する Ca^{2+} の流入を抑制して冠動脈および末梢血管を拡張させる。降圧薬としても使用される。短時間作用型，長時間作用型の処方が可能だが，前者は反射性頻脈，血圧上昇などの副作用があるため，現在ほとんど用いられることはない。心筋梗塞患者では，短時間作用型は心事故を増加させ，長時間作用型は心筋梗塞再発などの心事故を低下させたことが報告されており，高血圧を有する心筋梗塞患者では長時間作用型カルシウム拮抗薬を用いる。

（3）β遮断薬（ビソプロロールなど）

　心臓のβ受容体を遮断し，心収縮力および心拍数を抑えることで心筋の酸素需要を低下させる。冠動脈疾患患者では，冠動脈狭窄により心筋酸素供給が低下しているため，β遮断薬により心筋の酸素需要と供給

のバランスを保つことができ，狭心症症状が改善する。心筋梗塞患者では，特に心収縮力が低下した患者においてβ遮断薬が心筋梗塞再発や突然死を減少させたことが明らかとなっており，心不全の発症に注意したうえで積極的に用いることが推奨されている。一方，β遮断薬は血管平滑筋のβ_2受容体に作用することで血管攣縮を誘発する可能性があるため，冠攣縮性狭心症患者に対してβ遮断薬を単独で用いることは禁忌である。

（4）レニン・アンジオテンシン・アルドステロン（RAA）系阻害薬

　ACE阻害薬（エナラプリル，イミダプリルなど）やARB（テルミサルタン，オルメサルタンなど）は降圧作用に加えて，心筋障害の進展・心不全の発症に重要な役割を果たす心筋リモデリングを抑制することが明らかとなっており，多くの臨床試験において心筋梗塞後の心事故を減少させたことが報告されている。心筋梗塞患者では積極的に投与することが推奨されているが，第一選択はACE阻害薬であり，副作用などにより忍容性が低い場合にARBを選択する。一部のACE阻害薬は左室機能が保たれた症例においての有効性も示されている。ミネラルコルチコイド受容体拮抗薬は左心機能低下と心不全合併した心筋梗塞に予後改善効果があることが報告されている。

（5）抗血小板薬

　生体内では血管傷害により出血した場合，血小板や凝固因子によって形成された血栓により止血が行われる。血管の傷害部位に血小板が凝集することで血栓が形成され（一次止血），凝固因子により形成されたフィブリンが血栓を安定化すると（二次止血），止血が完了する。一次止血である血小板凝集を抑制する薬剤を抗血小板薬とよぶ。一方，凝固

因子のはたらきを抑制することで二次止血を抑制するのが抗凝固薬である。前項で述べたように，急性冠症候群は粥状硬化の破綻のために形成される血小板血栓が発症のトリガーとなるため，抗血小板薬は急性冠症候群の発症予防に有効である。

　血小板凝集は複数の経路を介した血小板活性化により生じるため，作用機序の異なる薬剤が存在する。アスピリンと血小板アデノシン二リン酸（ADP）受容体（$P2Y_{12}$受容体）阻害薬が虚血性心疾患に使われる代表的な抗血小板薬であり，動脈硬化性疾患の治療にいずれかの抗血小板薬が単独あるいは併用療法として用いられる。経皮的冠動脈インターベンション（percutaneous coronary intervention：PCI）後はアスピリンと $P2Y_{12}$ 受容体阻害薬を併用する，いわゆる DAPT（dual antiplatelet therapy；抗血小板薬 2 剤併用療法）が一定期間必要だが，その期間は血栓症のリスクと出血のリスクを個々に判断して設定する必要がある。急性冠症候群に対するステント留置後は 3〜12 か月，安定冠動脈疾患では 1〜3 か月の DAPT が勧められているが，最近はいくつかの介入試験から，DAPT の期間は総じて短期化の傾向にある。

a）アスピリン

　トロンボキサン A_2（TXA_2）は，細胞膜のリン脂質に結合しているアラキドン酸にシクロオキシゲナーゼ（COX）が作用することで生成される。アスピリンは COX を阻害することで TXA_2 の生成を抑制し，血小板活性化が抑制される。虚血性心疾患における抗血小板薬の第一選択として用いられる。副作用として，出血性合併症に加えて胃潰瘍などの消化性潰瘍があるため，プロトンポンプ阻害薬や抗ヒスタミン H_2 薬を併用する。

b）P2Y₁₂受容体拮抗薬（クロピドグレル，プラスグレル，チクロピジン，チカグレロル）

　ADP は，血小板の ADP 受容体（P2Y$_{12}$受容体）に結合することで細胞内の cAMP（cyclic adenosine monophosphate）濃度を低下させ，血小板が活性化する。P2Y$_{12}$受容体拮抗薬は P2Y$_{12}$受容体を阻害することで，血小板活性化を抑制する。チクロピジン，クロピドグレル，プラスグレル，チカグレロルが使用可能である。チクロピジン，クロピドグレル，プラスグレルはチエノピリジン系抗血小板薬に分類され，そのままでは活性がなく生体内で活性代謝物に返還された後，P2Y$_{12}$受容体に不可逆的に結合して抗血小板作用を発現する。チクロピジンは肝機能障害の副作用が比較的高率であり，使用頻度は低い。クロピドグレルは最も使用頻度が高い薬剤だが，薬物代謝酵素にかかわる遺伝子（CYP2C19）の関与によって，血小板凝集抑制作用に人種差や個人差が認められることが明らかとなった。プラスグレルは，クロピドグレルと異なり薬物代謝経路が単純で，作用が迅速に発現するため，急性冠症候群で使用される。チカグレロルは直接的かつ可逆的に P2Y$_{12}$受容体に結合し，クロピドグレルやプラスグレルなどの投与が困難な患者での投与が可能である。

3．動脈硬化を引き起こす病態生理とリスクファクター

　虚血性心疾患および脳血管疾患は，その多くが動脈硬化に由来するものであり，その危険因子をコントロールすることで動脈硬化の発症・進展を抑制することが可能である。動脈硬化の代表的な危険因子としては，高血圧症，糖尿病，脂質異常症，喫煙がある。危険因子があると内皮機能障害を契機として動脈硬化が進行する。高血圧や脂質異常症を治療することは，動脈硬化進行を予防する有力な手段である。

4. 高血圧症の治療[3]

　降圧治療は脳心血管病を予防する。正常高値以上（診療室血圧 120/80 mmHg 以上）では生活習慣の修正が必要で，高リスクの高値血圧（130/80 mmHg 以上）および高血圧（140/90 mmHg 以上）では，生活習慣の修正を積極的に行い，必要に応じて降圧薬治療を開始する。本邦では血圧高値の原因となる食塩摂取過多がみられ，欧米と比較して高血圧の有病率は高い。一方，最近の食生活の欧米化に伴い肥満者が増えているが，肥満も高血圧に対する寄与が大きいため，高血圧の治療として塩分制限，減量を目的とした運動療法・食事療法が必須である。生活習慣改善を行っても高血圧が改善しない場合には，薬物療法の適応となる。血圧は心拍出量と末梢血管抵抗により規定され，これらに影響を与える要因は，①RAA 系，②交感神経活性，③塩分摂取過多による体液量増加である。高血圧治療薬としては，カルシウム拮抗薬，RAA 系阻害薬（ACE 阻害薬，ARB），降圧利尿薬，β 遮断薬が主要な降圧薬である。降圧目標は 75 歳以上，脳血管障害，慢性腎臓病（chronic kidney disease：CKD）では 140/90 mmHg 未満を，75 歳未満，両側頸動脈狭窄がない脳血管障害，冠動脈疾患，CKD，抗血栓薬服用中は 130/80 mmHg 未満である（**表 6-2**）[3]。

（1）カルシウム拮抗薬（アムロジピンベシル酸塩，ニフェジピンなど）

　心筋および血管平滑筋の電位依存性カルシウムチャネルを阻害し，細胞内へのカルシウムイオンの流入を抑制することで血管拡張をもたらし，降圧効果を発揮する。副作用が比較的少ない薬剤だが，下腿浮腫などの副作用に注意を要する。

表6-2　降圧目標

	診察室血圧 （mmHg）	家庭血圧 （mmHg）
75歳未満の成人[*1] 脳血管障害患者 　（両側頸動脈狭窄や脳主幹動脈閉塞なし） 冠動脈疾患患者 CKD患者（タンパク尿陽性)[*2] 糖尿病患者 抗血栓薬服用中	<130/80	<125/75
75歳以上の高齢者[*3] 脳血管障害患者 　（両側頸動脈狭窄や脳主幹動脈閉塞あり，または未評価） CKD患者（タンパク尿陰性)[*2]	<140/90	<135/85

[*1] 未治療で診察室血圧130〜139/80〜89 mmHg の場合は，低・中等リスク患者では生活習慣の修正を開始または強化し，高リスク患者ではおおむね1か月以上の生活習慣修正にて降圧しなければ，降圧薬治療の開始を含めて，最終的に130/80 mmHg 未満を目指す。すでに降圧薬治療中で130〜139/80〜89 mmHg の場合は，低・中等リスク患者では生活習慣の修正を強化し，高リスク患者では降圧治療の強化を含めて，最終的に130/80 mmHg 未満を目指す。

[*2] 随時尿で0.15 g/gCr 以上をタンパク尿陽性とする。

[*3] 併存疾患などによって一般に降圧目標が130/80 mmHg 未満とされる場合，75歳以上でも忍容性があれば個別に判断して130/80 mmHg 未満を目指す。

降圧目標を達成する過程ならびに達成後も過降圧の危険性に注意する。過降圧は，到達血圧のレベルだけでなく，降圧幅や降圧速度，個人の病態によっても異なるので個別に判断する。

（日本高血圧学会高血圧治療ガイドライン作成委員会編：高血圧治療ガイドライン2019，p.53，日本高血圧学会，2019より一部改変，転載）

（2）RAA 系阻害薬

　レニンは腎臓の傍糸球体より分泌される酵素であり，アンジオテンシノーゲンに作用し，アンジオテンシンⅠを生成する。アンジオテンシンⅠは ACE によりアンジオテンシンⅡに変換されるが，このアンジオテンシンⅡは強力な血管収縮作用を有し，また副腎皮質からのアルドステロン分泌を促進することで，ナトリウムおよび水の貯留作用を介して血圧上昇にはたらく。ACE は，血管拡張作用を有するブラジキニンの分解を促進することでも血圧上昇に寄与する。

a）ACE 阻害薬（エナラプリル，イミダプリルなど）

　アンジオテンシンⅠのアンジオテンシンⅡへの変換を阻害することで降圧作用をもたらす。さらにブラジキニン分解抑制を介する降圧作用も有する。一方，ブラジキニン作用が増強することで生じる空咳がおもな副作用である。また，腎機能障害や高カリウム血症が出現することがあるため，特に腎機能障害患者に使用する場合は，定期的な血液検査により副作用を調べる必要がある。

b）ARB（テルミサルタン，オルメサルタンなど）

　アンジオテンシンⅡ受容体に特異的に結合してアンジオテンシンⅡの受容体への結合を競合的に阻害することで，降圧作用を発揮する。ACE阻害薬同様に，副作用として腎機能障害や高カリウム血症に注意する。

c）抗アルドステロン薬（スピロノラクトン，エプレレノン）

　アルドステロンの尿細管におけるナトリウム・水の再吸収を抑制することで循環血漿量を減らし，降圧効果をもたらす。副作用として高カリウム血症に注意する。

d）直接的レニン阻害薬（アリスキレンフマル酸塩）

　レニン酵素活性を阻害することで，RA 系抑制を介して降圧作用をもたらす。

（3）降圧利尿薬（トリクロルメチアジド，インダパミドなど）

　日本人では食塩摂取量が多く，また食塩感受性高血圧が多いため減塩が降圧治療の基本であるが，塩分制限が困難な場合には降圧利尿薬を用いる。降圧利尿薬は，尿細管におけるナトリウム再吸収を抑制することで体液量を減少させ，末梢血管抵抗低下作用を有することで降圧をもたらす。

（4）交感神経活性抑制薬
a）β 遮断薬（ビソプロロール，アテノロールなど）

　心臓の β 受容体を遮断し，心収縮力および心拍数を抑えることで心拍出量を低下させ，血圧降下にはたらく。また，レニン産生の抑制，中枢での交感神経抑制作用を介して降圧作用を発揮する。徐脈，気管支攣縮を生じうるため，房室ブロックや気管支喘息に対しては禁忌である。

b）α 遮断薬（ドキサゾシンメシル酸塩）

　血管平滑筋の α_1 受容体を遮断することで，末梢血管抵抗を低下させる。起立性低血圧をきたすことがあるため，特に高齢者に使用する場合は注意が必要である。

c）$\alpha\beta$ 遮断薬（カルベジロールなど）

　心拍出量低下および α 遮断による血管拡張により，降圧作用を有する。

d）中枢性交感神経抑制薬（メチルドパ水和物）

　延髄の血管運動中枢の α_2 受容体を刺激することで交感神経活動を抑制し，降圧効果をもたらす。一方，眠気・口渇・倦怠感などの副作用や，薬剤を中止することで血圧が急上昇する離脱症状があるため，第一選択としては用いられない。

（5）他の血管拡張薬

ヒドララジン塩酸塩は，血管平滑筋に作用することで血管拡張を介して降圧作用を生じる。

主要な降圧剤の積極的適応と禁忌および慎重投与となる病態を表に示す（**表 6-3**，**表 6-4**)[3]。

表 6-3　主要降圧薬の積極的適応

	Ca 拮抗薬	ARB/ACE 阻害薬	サイアザイド系利尿薬	β 遮断薬
左室肥大	●	●		
LVEF の低下した心不全		●[*1]	●	●[*1]
頻脈	●（非ジヒドロピリジン系）			●
狭心症	●			●[*2]
心筋梗塞後		●		●
タンパク尿／微量アルブミン尿を有する CKD		●		

[*1] 少量から開始し，注意深く漸増する
[*2] 冠攣縮には注意
（日本高血圧学会高血圧治療ガイドライン作成委員会編：高血圧治療ガイドライン 2019，p.77，日本高血圧学会，2019 より一部改変，転載）

表 6-4　主要降圧薬の禁忌や慎重となる病態

	禁忌	慎重投与
Ca 拮抗薬	徐脈 （非ジヒドロピリジン系）	心不全
ARB	妊娠	腎動脈狭窄症[*1] 高カリウム血症
ACE 阻害薬	妊娠 血管神経性浮腫 特定の膜を用いるアフェレーシス ／血液透析[*2]	腎動脈狭窄症[*1] 高カリウム血症
サイアザイド系 利尿薬	体液中のナトリウム，カリウムが 明らかに減少している病態	痛風 妊娠 耐糖能異常
β 遮断薬	喘息 高度徐脈 未治療の褐色細胞腫	耐糖能異常 閉塞性肺疾患 末梢動脈疾患

[*1] 両側性腎動脈狭窄の場合は原則禁忌
[*2] ガイドライン本誌 5 章 5「3）ACE 阻害薬」を参照
（日本高血圧学会高血圧治療ガイドライン作成委員会編：高血圧治療ガイドライン 2019，p.77，日本高血圧学会，2019 より転載）

5．脂質異常症の治療[4]

　脂質異常症には高コレステロール血症，高中性脂肪血症，低 HDL-コレステロール（high density lipoprotein cholesterol：HDL-C）血症が含まれ動脈硬化の危険因子であることが示されている。脂質異常症を改善することは，動脈硬化を予防することにつながる。脂質異常症の管理目標値は一次予防を低リスク，中リスク，高リスクに分類し，二次予防は冠動脈疾患の既往のある者として別個に定められている（**表 6-5**）[4]。治療の基本は，適正体重の維持を目標とした食生活の是正や身体活動の増

表6-5　リスク区分別管理目標値

治療方針の原則	管理区分	脂質管理目標値（mg/dL）			
		LDL-C	non-HDL-C	TG	HDL-C
一次予防 まず生活習慣の改善を行った後，薬物療法の適応を考慮する	低リスク	<160	<190	<150	≧40
	中リスク	<140	<170		
	高リスク	<120	<150		
二次予防 生活習慣の是正と薬物治療を考慮する	冠動脈疾患の既往	<100 （<70）*	<130 （<100）*		

* 家族性高コレステロール血症，急性冠症候群のときに考慮する。糖尿病でも他の高リスク病態（非心原性脳梗塞，末梢動脈疾患〈PAD〉，慢性腎臓病〈CKD〉，メタボリックシンドローム，主要危険因子の重複，喫煙）を合併するときはこれに準ずる。
・一次予防における管理目標達成の手段は非薬物療法が基本であるが，低リスクにおいても LDL-C 値が 180 mg/dL 以上の場合は薬物治療を考慮するとともに，家族性高コレステロール血症の可能性を念頭においておくこと。（本誌第5章参照）
・まず LDL-C の管理目標値の達成を目指し，その後 non-HDL-C の管理目標値の達成を目指す。
・これらの値はあくまで到達努力目標値であり，一時予防においては LDL-C 低下率 20〜30％，二次予防においては LDL-C 低下率 50％以上も目標値となりうる。
・高齢者（75歳以上）については本誌第7章を参照。
（日本動脈硬化学会編：動脈硬化性疾患予防ガイドライン 2017 年版，p.54，日本動脈硬化学会，2017 より一部改変，転載）

加であるが，生活習慣によって脂質値が改善しない場合は薬物療法の適用となる。脂質異常症治療薬の使用にあたっては，高 LDL-コレステロール（low density lipoprotein cholesterol：LDL-C）血症，低 HDL-C 血症，高トリグリセリド（TG）血症などの脂質プロファイルに応じて薬物を選択する。高 LDL-C 血症に対しては，スタチン，エゼチミブ，

陰イオン交換樹脂，プロブコールを選択し，低 HDL-C 血症・高 TG 血症にはフィブラート，イコサペント酸エチル（EPA）を用いる（**表6-6**）[4]。PCSK-9 阻害薬（ヒト抗 PCSK9 モノクローナル抗体薬）はスタチン不耐容あるいは効果が十分でない家族性高コレステロール血症（familial hypercholesterolemia：FH）または重症冠動脈疾患に用いる。

（1）HMG-CoA 還元酵素阻害薬（スタチン）：プラバスタチン，シンバスタチン，フルバスタチン，アトルバスタチン，ピタバスタチン，ロスバスタチン

　スタチンはコレステロール合成の律速酵素である HMG-CoA 還元酵素を拮抗的に阻害し，コレステロール生合成を抑制し，その結果 LDL 受容体の合成が促進され，血中 LDL-C の減少をもたらす。冠動脈疾患の一次および二次予防効果が明確に証明されている。副作用としては肝障害，クレアチンキナーゼ（CK）上昇や筋脱力などのミオパチー様症状，さらに血中および尿中ミオグロビン上昇を特徴とする横紋筋融解症がきわめてまれながら報告されている。薬物代謝酵素チトクロム P450（CYP）代謝の基質となる薬剤やフィブラート系薬剤とスタチンの併用でより発症しやすくなるため，重症腎機能障害者では併用禁忌である。なお，妊娠患者への投与は原則禁忌である。

（2）小腸コレステロールトランスポーター阻害薬：エゼチミブ

　本薬剤は小腸粘膜に存在する小腸コレステロールトランスポーター（NPC1L1）を阻害して，小腸における食事および胆汁由来のコレステロール吸収を抑制することにより，LDL-C や non-HDL-C を低下させる。エゼチミブはコレステロール吸収を選択的に阻害するため，併用薬の吸収阻害をきたすことはなく，肝臓での薬物代謝への影響もないた

表 6-6　脂質異常症治療薬の薬効による分類

分類	LDL-C	TG	HDL-C	Non-HDL-C	おもな一般名
スタチン	⬇⬇〜⬇⬇⬇	⬇	−〜↑	⬇⬇〜⬇⬇⬇	プラバスタチン，シンバスタチン，フルバスタチン，アトルバスタチン，ピタバスタチン，ロスバスタチン
小腸コレステロールトランスポーター阻害薬	⬇⬇	⬇	↑	⬇⬇	エゼチミブ
陰イオン交換樹脂	⬇⬇	↑	↑	⬇⬇	コレスチミド，コレスチラミン
プロブコール	⬇	−	⬇⬇	⬇	プロブコール
フィブラート系薬	⬇	⬇⬇⬇	↑↑	⬇	ベザフィブラート，フェノフィブラート，ペマフィブラート，クリノフィブラート，クロフィブラート
多価不飽和脂肪酸	−	⬇	−	−	イコサペント酸エチル，オメガ-3脂肪酸エチル
ニコチン酸誘導体	⬇	⬇⬇	↑	⬇	ニセリトロール，ニコモール，ニコチン酸トコフェロール
PCSK9 阻害薬	⬇⬇⬇⬇	⬇〜⬇⬇	−〜↑	⬇⬇⬇⬇	エボロクマブ，アリロクマブ
MTP 阻害薬*	⬇⬇⬇	⬇⬇⬇	⬇	⬇⬇⬇	ロミタピド

＊　ホモ FH 患者が適応

⬇⬇⬇⬇：−50％以上　　⬇⬇⬇：−50〜−30％　　⬇⬇：−20〜−30％　　⬇：−10〜−20％

↑：10〜20％　　↑↑：20〜30％　　−：−10〜10％

（日本動脈硬化学会編：動脈硬化性疾患予防ガイドライン 2017 年版，p.87，日本動脈硬化学会，2017 より転載）

め，薬物相互作用が少なく安全性に優れている。陰イオン交換樹脂と同様，肝臓におけるコレステロール合成を亢進させるため，スタチンとの併用は合理的である。副作用として，筋障害がまれながら報告されている。

(3) 陰イオン交換樹脂 (レジン)：コレスチミド，コレスチラミン

　腸管内において胆汁酸を吸着し，その再吸収による腸管循環を阻害することにより，コレステロールから胆汁酸への異化を促進する。これにより体内のステロールプールの減少と肝臓における LDL 受容体の合成亢進をもたらす結果，血中 LDL-C の低下を引き起こすと考えられている。一方，胆汁酸は核内受容体ファルネソイド X 受容体 (FXR) のリガンドとして作用し，TG 代謝調節に関与しているため，胆汁酸吸着による VLDL (very low density lipoprotein) 合成と血中 TG の上昇が認められる。副作用としては，便秘，腹部膨満感といった消化器症状を主とする。また，レジンにはスタチン，ジギタリス，ワルファリン，サイアザイド系利尿薬，甲状腺製剤などの併用薬剤の吸着が指摘されている。また，脂溶性ビタミン，葉酸の吸収も阻害される可能性がある。

(4) プロブコール

　本薬剤は黄色腫に対する退縮効果が特徴である。しかし，LDL-C 低下作用以外に HDL-C 低下作用も示す。プロブコールの LDL-C 低下効果は 15〜25％で，その機序として LDL の異化亢進，特に胆汁へのコレステロール排泄促進が考えられている。一方，HDL-C 低下の機序として，HDL 産生に必須の膜タンパク質である ABCA1 活性の抑制が考えられている。LDL の酸化が動脈硬化の発症機序に重要なポイントであるが，本剤は，抗酸化物質であるジブチルヒドロキシトルエン (BHT) が 2 つ結合した構造で，かつ脂溶性であるため，リポタンパク中に取り

込まれて強力な抗酸化作用をもたらす。大規模臨床試験が行われていないため，スタチンに忍容性がない場合やスタチンとの併用など，その位置づけは限られている。副作用は消化器症状や肝障害，発疹など以外に，心電図上の QT 延長や torsade de pointes などである。

（5）フィブラート系薬剤：ベザフィブラート，フェノフィブラート，ペマフィブラート

高 TG 血症に対して効果的な薬剤である。特に，レムナントリポタンパクの異化も亢進するため，Ⅲ型高脂血症においては著効する。また，HDL-C を増加させる効果も強い。

おもな作用機序としては，フィブラート系薬剤が核内受容体の PPARα のリガンドとなり，PPARα を活性化し，①脂肪酸の β 酸化亢進と，肝臓での TG 産生減少，②リポタンパクリパーゼ（LPL）産生増加，③アポ C-Ⅲ産生低下と LPL 活性亢進による TG 分解の促進，および，VLDL から LDL への異化の促進，④アポ A-Ⅰ，A-Ⅱの産生増加がもたらされる。その結果，TG は低下し HDL-C は増加する。おもな副作用としては，腎機能障害患者に使用すると横紋筋融解症を起こしやすいため注意が必要である。選択的 PPARα モジュレーターとよばれるペマフィブラートは PPARα 活性化作用が強く強力な中性脂肪低下作用を示す。

（6）多価不飽和脂肪酸：イコサペント酸エチル，オメガ-3 脂肪酸エチル

EPA とドコサヘキサエン酸（DHA）は肝での VLDL 合成を抑制し，TG を低下させる一方，わずかながら HDL-C 上昇効果も有する。魚油および n-3 系多価不飽和脂肪酸の摂取が心血管イベント予防効果を示すことは以前より疫学調査や二次予防試験の成績では報告されていた

が，わが国において実施された Japan EPA Lipid Intervention Study
（JELIS），最近アメリカ合衆国で行われた REDUCE IT では，スタチン
に EPA を追加投与した群がスタチン単独投与群に比べて主要冠動脈イ
ベントの有意な予防効果を示し，EPA そのものの有効性が確認された。
また，EPA と DHA には脂質に対する作用以外にも，抗血小板作用や
抗炎症作用による動脈硬化予防も期待されている。おもな副作用として
は，下痢などの消化器症状以外に出血傾向に注意する。

（7）ニコチン酸（トコフェロール，ニセリトロール）

末梢脂肪組織での脂肪分解を抑制し，遊離脂肪酸の肝臓への流入を減
少させることで，肝臓におけるリポタンパク合成を抑制する。さらに
HDL-C の上昇作用を有する。副作用として掻痒感，顔面潮紅，インス
リン抵抗性の悪化があげられる。大規模試験で心血管事故の抑制効果が
否定され，その適応は限定的である。

（8）PCSK9 阻害薬：エボロクマブ

FH または心血管イベントの発症リスクが高く，最高忍容量のスタチ
ン治療下でも効果不十分な高コレステロール血症の患者が現時点での投
与適応である。肝臓 LDL 受容体の分解にかかわる PCSK9（プロタンパ
ク転換酵素サブチリシン/ケキシン 9 型）タンパクに本薬物が特異的に
結合し，その作用を阻害することで，LDL 受容体のリサイクリングを
増加させることによって血中 LDL-C 低下作用を示す。LDL-C 低下効
果は既存の薬剤のなかで最も強力である。また，スタチンには低下作用
がないリポタンパク（a）（Lp〈a〉）を約 50％低下させることも本阻害
薬の特徴である。TG は 20〜25％低下，HDL-C は 10〜15％増加させる。

本薬剤は皮下注射剤であり，おもな副作用は注射部位反応である。

（9）MTP 阻害薬：ロミタピドメシル酸塩

ロミタピドメシル酸塩は現在，欧米および日本で承認されている唯一のミクロソームトリグリセリド転送タンパク（MTP）阻害薬である。MTP 阻害により VLDL 産生を低下させ，LDL-C，TG が低下する。他の薬物療法が効果を示さない FH ホモ接合体でも LDL-C を約 50％低下させるが，肝臓の脂肪蓄積や腹痛，下痢などが主要な副作用である。日本での適用は FH ホモ接合体患者に限定される。

6．まとめ

循環器系に作用する薬剤について述べた。多くの循環器疾患は急速な転機をたどる可能性の高い急性期疾患であるため，使用する薬剤を含めて迅速に治療方針を立てる必要がある。あわせて，使用される薬剤は重篤な副作用を有することもあり，薬剤の特性，出現する可能性が高い副作用などを十分に把握する。

引用文献

1) 小川久雄，他編：心筋梗塞二次予防に関するガイドライン（2011 年改訂版）．日本循環器学会，2013.
2) 木村一雄，他編：急性冠症候群ガイドライン（2018 年改訂版）．日本循環器学会，2019.
3) 日本高血圧学会高血圧治療ガイドライン作成委員会編：高血圧治療ガイドライン 2019．日本高血圧学会，2019.
4) 日本動脈硬化学会編：動脈硬化性疾患予防ガイドライン 2017 年版．日本動脈硬化学会，2017.

7 | 循環器系に作用する薬 (2)

代田浩之

《**目標＆ポイント**》 本章では，心臓のポンプ機能が低下して組織・臓器の需要に見合う血液を送り出せなくなった状態である心不全と心筋細胞の電気活動の異常による不整脈の病態生理を理解するとともに，代表的な治療薬について，作用する仕組み，適応および副作用など臨床上の注意点について学ぶ。

《**キーワード**》 心不全治療薬，抗不整脈薬

1．心不全の病態と治療薬

　心不全とは何らかの心臓機能障害で心ポンプ機能の代償機転が破綻した結果，呼吸困難・倦怠感や浮腫が出現し，運動耐容能が低下する症候群で，器質的心疾患のないリスクステージから治療抵抗性心不全のステージまでに分類され，予防から終末期ケアまでステージごとの管理が推奨されている（**図 7-1**）[1]。心不全の経過は多くの場合，慢性・進行性であり，ステージ C にはいると急性増悪を繰り返しながら進行することが多い。治療薬選択の観点では，急性心不全と慢性心不全に大別すると理解しやすい。さらに左室駆出率（left ventricular ejection fraction：LVEF）により 4 群に分類されるが，LVEF の低下した心不全以外の治療のエビデンスはいまだに乏しく，個々の病態に応じて治療選択が行われる（**表 7-1**，**図 7-2**）[2]。

　急性心不全では，心臓の器質的・機能的異常を生じるか心負荷が変化することによって，急性に心ポンプ機能の代償機転が破綻し，静脈系の

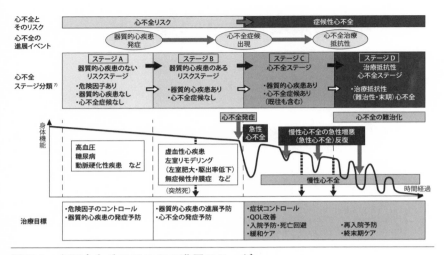

図 7-1　心不全とそのリスクの進展ステージ
(厚生労働省：脳卒中，心臓病その他の循環器病に係る診療提供体制の在り方に関する検討会，p.35，脳卒中，心臓病その他の循環器病に係る診療提供体制の在り方について〈平成 29 年 7 月〉，2017 より一部改変，転載)

うっ血や主要臓器の還流不全に伴うさまざまな症状を呈する。重症度や病態を表すクリニカルシナリオや Nohria-Stevenson 分類（**図 7-3**）[2]に基づき，血管拡張薬・利尿薬・強心薬などの治療薬が選択される。

　慢性心不全は，慢性的な心ポンプ失調のため全身の酸素需要に見合う血液を十分に供給できない状態であり，肺うっ血による呼吸困難や，静脈還流の停滞により下腿浮腫を呈する。慢性心不全はすべての心疾患の終末的な状態であり，生命予後はきわめて不良である。近年の研究により，慢性心不全では，心拍出量低下に対する代償機構として交感神経系やレニン・アンジオテンシン・アルドステロン（RAA）系に代表される神経体液因子が亢進しているが，これらは過剰になると心負荷を増大させるだけでなく，心室リモデリング（心肥大・心拡大），心筋線維化

表 7-1　LVEF による心不全の分類

定義	LVEF	説明
LVEF の低下した心不全 （heart failure with reduced ejection fraction：HFrEF）	40％未満	収縮不全が主体。現在の多くの研究では標準的心不全治療下での LVEF 低下例が HFrEF として組み入れられている。
LVEF の保たれた心不全 （heart failure with preserved ejection fraction：HFpEF）	50％以上	拡張不全が主体。診断は心不全と同様の症状をきたす他疾患の除外が必要である。有効な治療が十分には確立されていない。
LVEF が軽度低下した心不全 （heart failure with midrange ejection fraction：HFmrEF）	40％以上 50％未満	境界型心不全。臨床的特徴や予後は研究が不十分であり，治療選択は個々の病態に応じて判断する。
LVEF が改善した心不全 （heart failure with preserved ejection fraction, improved：HFpEF improved または heart failure with recovered EF：HFrecEF）	40％以上	LVEF が 40％未満であった患者が治療経過で改善した患者群。HFrEF とは予後が異なる可能性が示唆されているが，さらなる研究が必要である。

（Yancy CW, et al. 2013, Ponikowski P, et al. 2016 を参考に作表）
（筒井裕之編：急性・慢性心不全診療ガイドライン〈2017 年改訂版〉，p.10，日本循環器学会／日本心不全学会合同ガイドライン，2018，https://www.j-circ.or.jp/cms/wp-content/uploads/2017/06/JCS2017_tsutsui_オリジナル版_190830. pdf〈2020 年 5 月 19 日アクセス〉より転載）

など心臓そのものへ悪影響を及ぼしていることが明らかとなってきた。

　心不全の治療の目的は，①自覚症状の改善，②血行動態・心機能の改善，③長期予後の改善であり，急性心不全では①と②がおもな治療目的であり，慢性心不全では③を意識した治療が行われる。心不全のステージと病型分類に従って薬物療法および非薬物療法を組み合わせて治療方針を決定する。

110

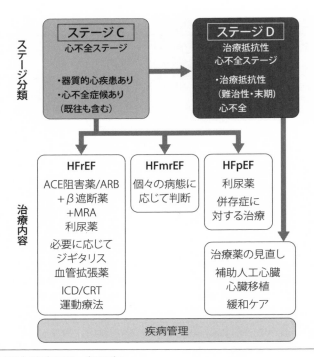

図 7-2　心不全治療アルゴリズム
（筒井裕之編：急性・慢性心不全診療ガイドライン〈2017 年改訂版〉，p.34，日本
循環器学会／日本心不全学会合同ガイドライン，2018，https://www.j-circ.or.
jp/cms/wp-content/uploads/2017/06/JCS2017_tsutsui_オリジナル版_190830.pdf
〈2020 年 5 月 19 日アクセス〉より転載）

2．急性心不全治療薬

　自覚症状の改善，血行動態・心機能の改善がおもな目的である。前負
荷軽減として静脈還流量の減少，後負荷軽減として血管抵抗の低下，心
臓自体の異常によるポンプ失調に対する強心作用が，急性心不全の治療
薬に求められる効果である。したがって，前負荷と後負荷軽減のための

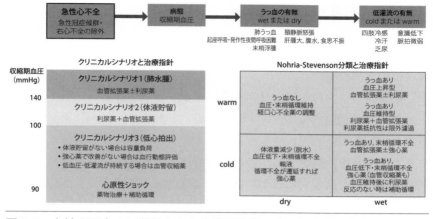

図 7-3　急性心不全の初期対応から急性期病態に応じた治療の基本方針
（筒井裕之編：急性・慢性心不全診療ガイドライン〈2017 年改訂版〉，p.81，日本
循環器学会／日本心不全学会合同ガイドライン，2018，https://www.j-circ.or.
jp/cms/wp-content/uploads/2017/06/JCS2017_tsutsui_オリジナル版_190830.pdf
〈2020 年 5 月 19 日アクセス〉より転載）

血管拡張作用，利尿作用を有する薬，強心薬が用いられ，薬剤によって
は複数の作用を有する。急性治療であるため即効性が必要で，おもに注
射薬が用いられる。

（1）鎮静薬（モルヒネ）

　中枢神経の μ オピオイド受容体に作用して鎮痛効果を発揮する。急
性心筋梗塞の強い痛みや急性心不全に適応があり，末梢血管の拡張によ
る酸素消費の緩和，鎮静によるカテコールアミン分泌や交感神経系の抑
制により後負荷を軽減し，肺うっ血を改善する。悪心・嘔吐のほか呼吸
抑制に注意を要する。

（2）血管拡張薬

　静脈拡張作用による前負荷軽減と，動脈拡張作用による後負荷軽減により，心負荷を軽減し病態を改善させる。薬によって拡張作用が強い血管の種類が異なる。

a）硝酸薬（ニトログリセリン，硝酸イソソルビドなど）

　血管平滑筋細胞内で NO（一酸化窒素）を供給し，cGMP を介して細胞内 Ca^{2+} 濃度を低下させるとともにミオシン軽鎖の脱リン酸化をもたらして平滑筋を弛緩させる。低用量で静脈系容量血管を，高用量では動脈系抵抗血管を拡張するほか，直接的に冠動脈を拡張する。副作用は血圧低下，肺内シャント増加による動脈血酸素飽和度の低下がある。また，耐性の発現に注意が必要である。

b）ニコランジル

　虚血性心疾患の治療薬として冠動脈を拡張する作用に加えて，全身の動静脈拡張作用を有し，硝酸薬と同様に肺動脈楔入圧を低下させる。硝酸薬に比べて耐性を生じにくい。

c）ヒト心房性 Na 利尿ペプチド（hANP）（カルペリチド）

　心房壁の伸展により分泌されるペプチドであり，遺伝子組み替えを用いて製剤化したものである。cGMP を介した血管拡張作用に加え，ナトリウム利尿作用を併せ持ち，また神経体液因子を抑制し心保護作用を示す。

（3）利尿薬

　体液貯留が主病態である心不全患者における第一選択であり，体液量の減少により心室充満圧を減少させ，肺および体うっ血を改善する。

a）ループ利尿薬（フロセミド，アゾセミドなど）

　Henle の太い上行脚の管腔側にある $Na^+/K^+/2Cl^-$ 共輸送体を阻害

し，Na^+ の再吸収を抑制することで強力な利尿作用を発揮する。フロセミドには即効性があり，利尿により前負荷を軽減して左室拡張末期圧を低下させ，肺うっ血や浮腫などの心不全症状を軽減する。1回静注投与で不十分な場合は持続静注のほうが有効な場合がある。電解質異常や血中尿素窒素の上昇に注意が必要である。

b）選択的バソプレシン V_2 受容体拮抗薬（トルバプタン）

バソプレシンは下垂体後葉から分泌される抗利尿ホルモンである。トルバプタンはバソプレシンが腎集合管の V_2 受容体に結合するのに拮抗し，水利尿を促す。ループ利尿薬抵抗性の心不全に適応があり，難治性心不全特に低ナトリウム性心不全が良い対象である。腎機能や血圧への影響が少ないが，高ナトリウム血症の危険があるため，投与中は水分制限をしない。

（4）強心薬

心筋収縮力を増強し，低左心機能による低血圧，循環不全，低拍出状態を改善する。心筋酸素需要を増大し，不整脈や心筋虚血をきたすこともあるため，必要最小限の使用にとどめることが望ましい。

a）カテコールアミン（ドブタミン，ドパミンなど）

ドブタミンは β_1 受容体選択性が高いため強心作用が強く，低用量では血管拡張作用も有する。ドパミンは $\alpha\beta$ 刺激作用の両方を併せ持ち，血圧維持を期待して使用される。ノルアドレナリンは末梢の α_1 受容体選択性が高く昇圧効果が強い。アドレナリンは非常に強力な $\alpha\beta$ 刺激作用を有し，おもに心肺蘇生時に使用される。

b）ホスホジエステラーゼ（PDE）阻害薬（ミルリノン，オルプリノンなど）

cAMP を加水分解する PDE3 活性を阻害し，β_1 受容体非依存的に強

心作用を示す。cAMP の上昇により細胞内 Ca^{2+} 濃度が上昇し，収縮力が増強する。強い血管拡張作用をも併せ持ち，特に肺動脈においてその作用は顕著で，肺動脈圧を低下させる。カテコラミン抵抗状態にも有効とされている。

c）ジギタリス製剤（ジゴキシン，ジギトキシンなど）

Na^+/K^+-ATPase を介して細胞内 Na^+ 濃度が上がると，Na^+ と交換で Ca^{2+} を細胞外へ押し出す Na^+/Ca^{2+} 交換系が活発でなくなり，細胞内 Ca^{2+} 濃度が上昇することで強心作用を発揮するとされている。また，副交感神経刺激作用で房室伝導を抑制するため，心房細動を合併した頻脈性の心不全が良い適応である。高齢者・腎不全・低カリウム血症ではジギタリス中毒（食思不振や吐き気）に注意を要する。

3．慢性心不全治療薬

多くの心不全は急性心不全として発症するが，その後代償されて慢性心不全に移行する（**図7-1**）。この時期の治療は急性増悪時の治療に加えて，慢性期の治療が重要となり左室収縮機能の低下の程度と病態に応じて治療法を選択して行く（**図7-3**）。その目的は自覚症状の改善，血行動態・心機能の改善に加え，予後の改善である。慢性期の治療であるので，内服投与が原則である。

（1）アンジオテンシン変換酵素（ACE）阻害薬（エナラプリル，イミダプリルなど）

RAA 系の抑制による臓器保護作用を有する。アンジオテンシンⅡは AT_1 受容体に作用することで血圧を上昇させるが，心臓や腎臓の線維化を促進する。ACE はアンジオテンシンⅠをアンジオテンシンⅡに変換する酵素であり，ACE 阻害薬はアンジオテンシンⅡを低下させるほ

か，ブラジキニンのはたらきを強化して NO，プロスタグランジン E_2・I_2 を介して血管拡張作用を示す。副作用で空咳がみられる。長期予後の改善に関するエビデンスが豊富である。

（2）アンジオテンシン II 受容体拮抗薬（テルミサルタン，オルメサルタンなど）

RAA 系の抑制による臓器保護作用を有する。AT_1 受容体を選択的にブロックするが，ACE 阻害薬より下流で作用する。左室収縮機能の低下した慢性心不全で，ACE 阻害薬と同等の心血管事故抑制効果をもつ。

（3）ミネラルコルチコイド受容体拮抗薬（MRA）

収縮不全を対象とした大規模臨床試験により，スピロノラクトンおよびエプレレノンの有用性が確認された。LVEF 35％未満の有症状例には，禁忌がないかぎり全例に MRA の投与が推奨される。しかし，ACE 阻害薬あるいは ARB とスピロノラクトンの積極的併用により血清カリウムの上昇に伴う死亡，入院などが増加するとの報告があるので注意を要する。

（4）β 遮断薬（カルベジロール，ビソプロロールなど）

慢性心不全ではポンプ機能の低下を代償するため持続的に交感神経が活性化しているが，心筋の β_1 受容体の発現が減少（down-regulation）し，結果的に心筋の自律神経への反応性は減弱する。β 遮断薬はこうした悪循環を断ち切り，β_1 受容体を増加させるほか，筋小胞体のリアノジン受容体を介した Ca^{2+} ハンドリングを改善する。$\alpha\beta$ 遮断薬のカルベジロール，選択的 β_1 遮断薬のビソプロロールは予後改善のエビデンスが多い。投与にあたっては，禁忌となる合併症がなく患者の状態が安

定していることを確認し，少量から開始して，心不全の増悪や過度の低血圧・徐脈の出現に注意しながら，段階的に増量していく。

（5）利尿薬（フロセミドなど）

　うっ血による労作時呼吸困難・浮腫などの自覚症状を軽減する最も有効な薬剤である。利尿作用の強いループ利尿薬が中心となるが，長期予後を改善するというエビデンスはない。ループ利尿薬単独で十分な利尿効果が得られない場合は，サイアザイド系利尿薬との併用も試みられる。利尿薬の使用によって低カリウム血症や低マグネシウム血症が起こりやすく不整脈を誘発することがあるので，使用時には血清カリウムおよびマグネシウムの保持を心がける。トルバプタンはバソプレシンが腎集合管の V_2 受容体に結合するのに拮抗し，水利尿を促す。ループ利尿薬抵抗性の心不全に適応があり，難治性心不全特に低ナトリウム性心不全が良い対象である。

（6）経口強心薬（ピモベンダン，デノパミンなど）

　急性心不全で使用される静注薬と同様，交感神経刺激薬や PDE3 阻害薬がある。低血圧が遷延するような重度の低左心機能患者に対して，心収縮力の増強による血圧維持を期待して使用される。PDE3 阻害薬は，PDE 活性の抑制により cAMP の上昇を介して細胞内 Ca^{2+} 濃度を上昇させ，心筋収縮力を増強させるほか，収縮調節タンパク（トロポニン C）の Ca^{2+} 感受性を増強する作用もある（Ca^{2+} センシタイザー）。

（7）ジギタリス製剤（ジゴキシン，ジギトキシンなど）

　その強心作用により，以前は心不全治療の中心的な薬剤であった。しかし，現在の慢性心不全治療は神経体液因子の抑制による長期予後の改

善が目標であり，β 遮断薬や RAA 系阻害薬（ACE 阻害薬，ARB）と比べて，ジギタリスの生命予後の改善は明らかでない。現在は抗不整脈薬としての役割が主である。

（8）アミオダロン

慢性心不全患者では致死性不整脈による突然死が多い。アミオダロンは心室頻拍や心室細動などの重症心室性不整脈を抑え，心臓突然死を予防する。使用に際して，甲状腺機能障害，間質性肺炎，角膜色素沈着などの特異な副作用に注意が必要である。

（9）イバブラジン

イバブラジンは洞結節細胞の HCN（hyperpolarization-activated cyclic nucleotide-gated；過分極活性化環状ヌクレオチド依存性）チャネルの過分極活性化陽イオン電流（If）を阻害することにより心拍数を低下させる薬剤である。洞調律の HFrEF 患者では心拍数の増加がリスクであり，それを低下させること自体が治療ターゲットになる。イバブラジンの適応は洞調律かつ投与開始時の安静時心拍数が 75 拍/分以上の慢性心不全であるが，β 遮断薬を含む慢性心不全の標準的な治療を受けている患者に限られる。また，β 遮断薬に対する忍容性がない，禁忌であるなど，β 遮断薬が使用できない患者にも投与できる。

（10）今後期待される新薬

Sacubitril/valsartan（LCZ696）は，1 分子中に ARB のバルサルタンとネプリライシン阻害薬のプロドラッグである sacubitril（AHU-377）を 1：1 で結合含有させた化合物で，アンジオテンシン受容体／ネプリライシン阻害薬（ARNI）とよばれる新しいタイプの薬剤である。

Sacubitril/valsartan が ACE 阻害薬エナラプリルを上回る生命予後改善効果を有することが明らかとなっている。

　ナトリウム・グルコース共役輸送体 2（SGLT-2）阻害薬は，腎近位尿細管で SGLT-2 を介したグルコースの再吸収を抑制し，血糖降下作用とともに利尿作用を示す糖尿病治療薬である。大規模臨床試験で心血管事故特に心不全の減少と腎保護作用が示されたことから，心不全治療薬としての適応拡大が検討されている。

4. 不整脈の分類と治療薬

　不整脈とは心臓の拍動が不規則であるか，異常に速くなるあるいは遅くなるものである。症状・症候としては動悸・めまい・息切れのほか，ときには脳血流の低下により失神を引き起こす。頻脈性不整脈（100 拍/分以上）と徐脈性不整脈（50 拍/分以下）に大きく分かれる。徐脈性不整脈には洞不全症候群と房室ブロックがあり，ペースメーカ治療が主体となるが，不整脈そのものではなく徐脈に対して心拍数を上げるために薬が使用されることがある。頻脈性不整脈には，期外収縮，上室性不整脈（心房粗動・細動，発作性上室頻拍など），心室性不整脈（心室頻拍・細動など）があり，薬物治療としては各種の抗不整脈薬が用いられる。心房細動は，脳梗塞をはじめとした血栓塞栓症を発症する可能性が高い不整脈であるため，血栓塞栓症のリスク評価を行ったうえで抗凝固薬を投与する。

　近年，植え込み式除細動器（implantable cardioverter defibrillator：ICD）やカテーテルアブレーションなどの非薬物療法の進歩と有効性が示され，抗不整脈薬は急性期を除いて，自覚症状の軽減や非薬物療法の補完的な役割が大きくなっている。

（1） 徐脈性不整脈の治療薬

交感神経系の刺激あるいは副交感神経系の抑制によって徐脈の改善を図る薬が用いられる。

ａ） アトロピン

抗アセチルコリン作用があり，迷走神経依存性の徐脈が疑われる場合に使用する。

ｂ） 交感神経作動薬（イソプロテレノール）

イソプロテレノール（ISP）は $\beta_1 \cdot \beta_2$ 受容体の両方を刺激し，心拍数を増加させ，気管支を拡張させる。緊急時やペースメーカ植え込みまでの橋渡しとして用いられるが，アドレナリンやドパミンが先に用いられることも多い。

ｃ） テオフィリン

症候性の洞不全症候群や房室ブロックに有効，ホスホジエステラーゼ阻害作用に加えて，アデノシン受容体遮断作用をもつ。アデノシンは洞結節自動能や房室結節伝導能を抑制することから，アデノシンが関与する徐脈性不整脈に有効な場合がある。

ｄ） シロスタゾール

ホスホジエステラーゼ阻害薬で細胞内の cAMP を増加させて，血管拡張作用や抗血小板作用をもつ。cAMP の増加は洞結節の脱分極時の電位依存性 Ca^{2+} チャネルの開口やペースメーカ電流を活性化し心拍数を増加させる。

（2） 頻脈性不整脈の治療薬

抗不整脈薬が用いられる。心臓の規則正しい収縮は，正確な心筋細胞の脱分極と興奮の伝導によって起こる。心筋細胞の興奮は，膜電位を変化させるイオンチャネルの応答によって形成され，第 0 相（Na^+ チャ

ネルを介する内向き Na 電流による細胞内電位上昇），第1相（Na^+ 流入停止と一過性の外向き K^+ 電流），第2相（Ca^{2+} チャネルを介する内向き Ca^{2+} 電流と K^+ チャネルを介する外向き K^+ 電流が拮抗），第3相（外向き K^+ 電流増加による再分極），第4相（静止膜電位）に分かれ，抗不整脈薬の多くは心筋のイオンチャネルに結合して心筋細胞の興奮性を低下させる（**図 7-4**）。1969 年に発表された Vaughan Williams 分類では，抗不整脈薬は，作用するイオンチャネルや受容体により4群に分類され，汎用されている（**表 7-2**)[3]。また，Vaughan Williams 分類に含まれない抗不整脈薬として，ジギタリス，アデノシン三リン酸（ATP）があげられる。一方，Vaughan Williams 分類よりも詳細な分類法である Sicilian Gambit 分類は，各薬剤の薬理作用を理解するうえで有用であったが，その複雑さゆえに日常臨床において実用的でないことから欧米の最新のガイドラインでは扱われていない。

a）Na^+ チャネル遮断薬（Ⅰ群）（ピルジカイニド・リドカインなど）

細胞内への Na^+ 急速流入を阻害し，活動電位の立ち上がりを抑制する。Na^+ チャネルの阻害作用の程度と心室活動電位持続時間への作用によって，A，B，C の3群に分類される。プロカインアミド・シベンゾリンなどの ⅠA 群抗不整脈薬，ピルジカイニド・フレカイニドなどの ⅠC 群抗不整脈薬はおもに上室性不整脈，リドカイン・メキシレチンなどの ⅠB 群抗不整脈薬は心室性不整脈に対して使用される。

b）β 遮断薬（Ⅱ群）（ビソプロロール・アテノロールなど）

心筋の β_1 受容体を遮断し，交感神経の興奮による心拍数・血圧上昇を抑制する。

c）K^+ チャネル遮断薬（Ⅲ群）（アミオダロン・ニフェカラントなど）

細胞外への K^+ 排泄を阻害し，活動電位持続時間が延長する。心室頻拍や心室細動など，おもに重篤な不整脈に対する適応がある。特にア

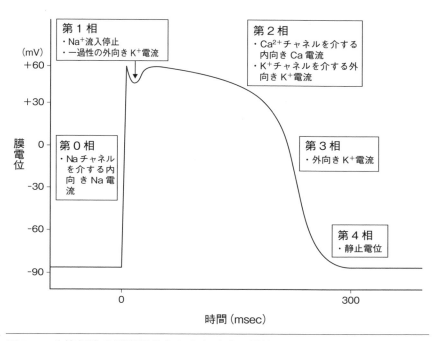

第 1 相
・Na+ 流入停止
・一過性の外向き K+ 電流

第 2 相
・Ca2+ チャネルを介する
　内向き Ca 電流
・K+ チャネルを介する外
　向き K+ 電流

第 0 相
・Na チャネル
　を介する内
　向き Na 電
　流

第 3 相
・外向き K+ 電流

第 4 相
・静止電位

（mV）
膜電位
+60
+30
0
-30
-60
-90

0　　　　　　　　　　300
時間（msec）

図 7-4　心筋細胞の活動電位とおもなイオン電流

ミオダロンはマルチチャネル遮断薬（K^+ チャネルのみならず，Na^+ チャネル・β 受容体・Ca^{2+} チャネルの遮断作用も有する）であり，非常に強い抗不整脈作用を発揮するが，肺線維症・甲状腺機能障害・肝機能障害・角膜色素沈着などの副作用の危険がある。

d）Ca^{2+} チャネル遮断薬（Ⅳ群）（ベラパミル・ジルチアゼムなど）

心臓の構成要素のうち，比較的遅い伝導を示す房室接合部において，Ca^{2+} チャネルは Na^+ チャネルに代わり興奮伝導を行う。ベラパミルやジルチアゼムは房室伝導を抑制することで心拍数の上昇を抑える。ベプリジルは Na^+ チャネル・K^+ 電流も抑制し，アミオダロンと同じく

表 7-2　Vaughan Williams 分類

分類		作用など	一般名（商品名※）	洞性頻脈	心房性不整脈	心室性不整脈
I群 Na チャネル抑制	I a群	・活動電位持続時間を延長させる	硫酸キニジン（キニジン） プロカインアミド（アミサリン） ジソピラミド（リスモダン） コハク酸シベンゾリン（シベノール） 塩酸ピルメノール（ピメノール）	○	◎	○
	I b群	・活動電位持続時間を短縮させる	塩酸アプリンジン（アスペノン） 塩酸リドカイン（キシロカイン） 塩酸メキシレチン（メキシチール）		○	◎
	I c群	・I a，I b より強い抗不整脈作用をもつ ・活動電位持続時間は不変	塩酸プロパフェノン（プロノン） 酢酸フレカイニド（タンボコール） 塩酸ピルジカイニド（サンリズム）	○	◎	○
II群（β遮断薬）		・心収縮作用をもつ	塩酸プロプラノロール（インデラル）ほか	◎	○	○
III群 （K チャネル抑制）		・活動電位持続時間を延長する	塩酸アミオダロン（アンカロン） 塩酸ソタロール（ソタコール） 塩酸ニフェカラント（シンビット）		○	◎
IV群 （Ca 拮抗薬： Ca チャネル抑制）		・洞結節や房室結節に作用して心拍数を減少させる	塩酸ベラパミル（ワソラン） 塩酸ジルチアゼム（ヘルベッサー） 塩酸ジプリジル（ベプリコール）	◎	○	○

※薬剤の商品名のレジスターマーク R は省略します

（ナース専科 plus：不整脈の看護　検査・治療・看護のポイント．エス・エム・エス，2015，https://nursepress.jp/215537 より転載）

マルチチャネル遮断薬として強い抗不整脈作用があり，難治性の心房粗
動や心房細動に対して使用される。

e）ジギタリス製剤（ジゴキシン・ジギトキシンなど）

　副交感神経刺激作用と房室伝導を抑制するため，上室性不整脈で使用
される。

f）ATP

　房室伝導を抑制するが，半減期が 10 秒と短く，急速静注を要する。
おもに発作性上室頻拍（paroxysmal supraventricular tachycardia：
PSVT）の停止に使用する。気管支喘息には使用できない。

（3）心房細動に対する抗凝固薬

　心房細動の治療では，心拍数の調節あるいは洞調律の維持という 2 つ
の治療戦略があるが，それに加えて脳梗塞などの血栓塞栓症のリスク評
価を行ったうえで適切な抗凝固薬を選択することが奨励される。抗凝固
薬の選択は，弁膜症性心房細動と非弁膜症性心房細動で異なる。まず，
「弁膜症性」心房細動とはリウマチ性僧帽弁疾患（おもに狭窄症），機械
弁置換術後をさす。一方，生体弁置換術後は，直接経口凝固薬が生体弁
手術後の心房細動患者に対して血栓症予防効果を有することが複数報告
されていることから，本邦および欧米の最新のガイドラインでは「非弁
膜症」と扱われることとなった[4]。非弁膜症性心房細動では，脳梗塞
発症のリスクが集積すると脳梗塞の発症率が上昇することが注目され，
$CHADS_2$ スコア（0〜6 点；**表 7-3**[4]）によるリスク評価が推奨されてい
る。血栓塞栓症の予防に際しては，$CHADS_2$ スコア 1 点以上で，直接
阻害型経口抗凝固薬（DOAC）の投与が推奨され，ワルファリンの投
与は考慮可となっている。弁膜症性心房細動に対する抗凝固薬として推
奨されているのはワルファリンのみである（**図 7-5**）[4]。一方，ワル

ファリンは，ビタミン K 依存性凝固因子を阻害する作用をもつ。すべての抗凝固薬に共通することは，薬剤を使用することで血栓性疾患の発症を予防できる一方，出血性合併症の危険性が高まることである。したがって，各薬剤の使用特性を十分に理解したうえで使用する必要がある。

a）直接阻害型経口抗凝固薬（DOAC）

ワルファリンの代替薬として開発された薬剤であり，直接阻害型経口抗凝固薬（DOAC）と称される。DOAC には，フィブリン形成に必要なタンパク分解酵素であるトロンビンに作用するトロンビン阻害薬（ダビガトラン），および凝固因子である活性化 X 因子（Xa）の作用を阻害する Xa 阻害薬（アピキサバン，エドキサバン，リバーロキサバン）がある。

DOAC のメリットは，ワルファリンの欠点である用量の個人差，食

表7-3　CHADS$_2$ スコア

頭文字	危険因子		点数
C	Congestive heart failure	心不全	1
H	Hypertension	高血圧（治療中も含む）	1
A	Age	年齢（75 歳以上）	1
D	Diabetes mellitus	糖尿病	1
S$_2$	Stroke/TIA	脳卒中/TIA の既往	2

最大スコア：6

（Gage BF, et al.：Validation of Clinical Classification Schemes for Predicting Stroke：Results from the National Registry of Atrial Fibrillation. JAMA 285（22）：2864-2870, 2001 より作表）

（小野克重編：2020 年改訂版　不整脈薬物治療ガイドライン，p.45，日本循環器学会／日本不整脈心電学会合同ガイドライン，2020. https://www.j-circ.or.jp/cms/wp-content/uploads/2020/01/JCS2020_Ono200619.pdf〈2020 年 6 月 19 日アクセス〉より転載）

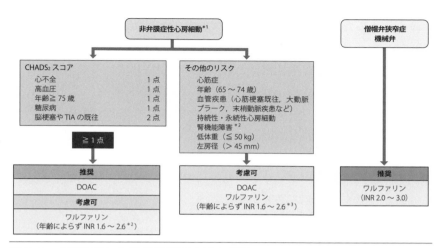

図 7-5　心房細動における抗凝固療法の推奨

＊1：生体弁は非弁膜症性心房細動に含める

＊2：腎機能に応じた抗凝固療法については，ガイドライン本誌 3.2.3 どの
　　　DOAC を用いるかの選択および表 36 を参照

＊3：非弁膜症性心房細動に対するワルファリンの INR 1.6～2.6 の管理目標につ
　　　いては，なるべく 2 に近づけるようにする。脳梗塞既往を有する二次予防の
　　　患者や高リスク（CHADS₂ スコア 3 点以上）の患者に対するワルファリン
　　　療法では，年齢 70 歳未満では INR 2.0～3.0 を考慮

（小野克重編：2020 年改訂版　不整脈薬物治療ガイドライン，p.49，日本循環器
学会／日本不整脈心電学会合同ガイドライン，2020. https://www.j-circ.or.
jp/cms/wp-content/uploads/2020/01/JCS2020_Ono200619.pdf〈2020 年 6 月 19
日アクセス〉より転載）

事制限の必要性，薬物相互作用が多いこと，採血による頻回な用量調整
の必要性などがないことである。また効果がすみやかに発現し，半減期
が短いため，手術前のヘパリンへの置換が不要ないしは短時間で済むこ
ともメリットである。DOAC のデメリットは，高度腎機能低下例では
投与できないこと，半減期が短いため服用忘れによる効果低下が速いこ
と，また重大な出血が生じた場合の対策が十分に確立されていないこと
があげられる。高齢，腎機能障害，低体重の患者では出血性合併症の発

生率が高まるため，用量調整が必要であることも留意すべき点である。

b）ワルファリン

経口抗凝固薬として半世紀以上にわたり使用されている薬剤である。第Ⅱ・Ⅶ・Ⅸ・Ⅹ凝固因子が肝臓で合成される際にビタミン K を必要とするが，ワルファリンはビタミン K を阻害することで凝固因子の合成を阻害し，血液凝固を妨げる。一方，ワルファリンは必要用量に個人差があり，また同一患者においても必要用量が一定ではなく，さらに食事内容や併用薬もワルファリンの効果に影響するため，定期的な検査により適正用量を確認する必要がある。

引用文献

1）厚生労働省：脳卒中，心臓病その他の循環器病に係る診療提供体制の在り方に関する検討会．脳卒中，心臓病その他の循環器病に係る診療提供体制の在り方について（平成 29 年 7 月），2017.
https://www.mhlw.go.jp/file/05-Shingikai-10901000-Kenkoukyoku-Soumuka/0000173149.pdf（2020 年 6 月 8 日アクセス）
2）筒井裕之編：急性・慢性心不全診療ガイドライン（2017 年改訂版）．日本循環器学会／日本心不全学会合同ガイドライン，2018.
3）曽原　寛：不整脈の看護　検査・治療・看護のポイント．ナース専科 plus，エス・エム・エス，2015.
https://nursepress.jp/215537（2020 年 5 月 1 日アクセス）
4）小野克重編：2020 年改訂版　不整脈薬物治療ガイドライン．日本循環器学会／日本不整脈心電学会合同ガイドライン，2020.

参考文献

ⅰ）日本心不全学会編：急性・慢性心不全診療ガイドライン　かかりつけ医向けガ

イダンス．ライフサイエンス出版，2019.

ⅱ）児玉逸雄編：不整脈薬物治療に関するガイドライン（2009 年改訂版）．日本循
環器学会，2009.

8 | 呼吸器・消化器系に作用する薬

小川　薫

《目標＆ポイント》　本章では，呼吸器・消化器系における代表的疾患を取り上げる。その病態生理を理解するとともに，代表的な治療薬について作用する仕組み，適応および副作用など臨床上の注意点について学ぶ。
《キーワード》　喘息治療薬，消化性潰瘍治療薬，潰瘍性大腸炎・クローン病治療薬，肝疾患治療薬

1. 気管支喘息治療薬

　気管支喘息は可逆性の気道閉塞と気道の慢性炎症により特徴づけられ，気道の反応性亢進を伴う病態で，気道の閉塞は自然に，もしくは治療により改善する。気道にはリンパ球，好酸球などの炎症性細胞浸潤がおこり，この気道の炎症のためにさまざまな刺激で気道の反応性は亢進し，咳，喘鳴，発作性の呼吸困難などの症状を呈する。このような発作を慢性的に繰り返すと，気道のリモデリング（構造変化）とよばれる不可逆性の変化が起こり，難治性喘息へ進展する。わが国の喘息の有病率は，成人で約3%，小児で約8%とされており，年々増加している。死亡率（窒息死）は近年減少傾向を示しているが，いまだに年間約1,500人にのぼり，そのなかで60歳以上の高齢喘息死亡が全体の約90%を占めている。

　喘息の症状および呼吸機能の程度により，治療前の重症度を評価する必要がある。喘息の重症度は，喘息症状の頻度と強度，ピークフロー値と1秒量の測定値から，軽症間欠型，軽症持続型，中等症持続型，重症

持続型の 4 段階（ステップ）に分けられる（**表 8-1**）[1]。

　喘息の治療は，慢性期の維持管理と急性発作時の治療に分けられ，治療薬はそれぞれコントローラー（長期管理薬）とリリーバー（急性発作治療薬）の 2 つに分類されている。喘息は非可逆的な気道のリモデリングへの進展を防ぐという観点から急性発作予防が最も重要であり，長期

表 8-1　未治療の臨床所見による喘息重症度の分類（成人）

		軽症間欠型	軽症持続型	中等症持続型	重症持続型
喘息症状の特徴	頻度	週 1 回未満	週 1 回以上だが毎日ではない	毎日	毎日
	強度	症状は軽度で短い	月 1 回以上日常生活や睡眠が妨げられる	月 1 回以上日常生活や睡眠が妨げられる　短時間作用性吸入 β_2 刺激薬頓用がほとんど毎日必要	日常生活に制限　治療下でもしばしば増悪
	夜間症状	月に 2 回未満	月に 2 回以上	週 1 回以上	しばしば
PEF FEV$_1$	% FEV$_1$, % PEF	80％以上	80％以上	60％以上 80％未満	60％未満
	変動	20％未満	20〜30％	30％を超える	30％を超える

1.　いずれか 1 つ認められればその重症度と判断する。
2.　症状からの判断は重症例や長期罹患例で重症度を過小評価する場合がある。呼吸機能は気道閉塞の程度を客観的に示し，その変動は気道過敏性と関連する。
FEV$_1$：1 秒量，PEF：ピークフロー
% FEV$_1$＝（FEV$_1$測定値/FEV$_1$予測値）×100，　% PEF＝（PEF 測定値/PEF 予測値または自己最良値）×100
（一般社団法人日本アレルギー学会喘息ガイドライン専門部会監，「喘息予防・管理ガイドライン 2018」作成委員作成：喘息予防・管理ガイドライン 2018，p.8，協和企画，2018 より転載）

管理については症状と治療状況を総合して治療ステップ（ステップ1：軽症間欠型，ステップ2：軽症持続型，ステップ3：中等症持続型，ステップ4：重症持続型）を決め，症状とコントロールの状況に応じてステップアップやステップダウンを図る（**表8-2**）[1]。

　安定期の長期管理はガイドラインに準拠して行うが，喘息状態の改善およびその維持を目的としており，吸入ステロイドが治療の基本である。重症度に応じて長時間作用性の交感神経 β_2 刺激薬の吸入あるいは内服，キサンチン系薬（テオフィリン徐放性製剤）の内服，長時間作用性抗コリン薬の吸入を行う。わが国では抗アレルギー薬の使用もガイドラインで勧められている。近年は，吸入ステロイドと長時間作用性吸入 β_2 刺激薬の配合剤（ブデソニド／ホルモテロールフマル酸塩水和物〈BUD/FM〉配合剤，フルチカゾンプロピオン酸エステル／サルメテロルキシナホ酸塩〈FP/SM〉配合剤）が登場し，喘息治療の主流となっている。ガイドラインに沿って喘息の重症度を決定し，処方内容を変更して治療を行う。また，喘息患者の自己管理として，自宅でのピークフローメーターによるピークフロー値の測定を行い，気道閉塞の程度を自分で把握し，コントロールの指標にすることが勧められている。

　一方，急性発作時の治療として，軽症〜中等症では β_2 刺激薬の吸入や皮下注，アミノフィリン水和物やステロイドの点滴を施行する。重積発作時には酸素吸入を併用し，ときに人工呼吸管理が必要なこともある。感染を契機に喘息発作が生じた場合は抗生物質も投与する。

（1）吸入ステロイド

【作用機序】ステロイド受容体に特異的に作用し，気道局所で抗炎症作用を示す。

【適応】喘息は慢性気道炎症疾患であるので，吸入ステロイドを中心に

表8-2 喘息の治療ステップ

		治療ステップ1 吸入ステロイド薬 （低用量）	治療ステップ2 吸入ステロイド薬 （低〜中用量）	治療ステップ3 吸入ステロイド薬 （中〜高用量）	治療ステップ4 吸入ステロイド薬 （高用量）
長期管理薬	基本治療	上記が使用できない場合は以下のいずれかを用いる ・LTRA ・テオフィリン徐放製剤 ＊症状がまれなら必要なし	上記で不十分な場合に以下のいずれか1剤を併用 ・LABA（配合剤使用可） ・LTRA ・テオフィリン徐放製剤 ・LAMA	上記に下記のいずれか1剤、あるいは複数を併用 ・LABA（配合剤使用可） ・LTRA ・テオフィリン徐放製剤 ・LAMA	上記に下記の複数を併用 ・LABA（配合剤使用可） ・LTRA ・テオフィリン徐放製剤 ・LAMA ・抗IgE抗体 ・抗IL-5抗体 ・抗IL-5Ro抗体 ・経口ステロイド薬 ・気管支熱形成術
	追加治療	LTRA以外の抗アレルギー薬			
発作治療		吸入SABA			

LTRA：ロイコトリエン受容体拮抗薬，LABA：長時間作用性 β_2 刺激薬，LAMA：長時間作用性抗コリン薬，SABA：短時間作用性 β_2 刺激薬

（一般社団法人日本アレルギー学会喘息ガイドライン専門部会監，「喘息予防・管理ガイドライン2018」作成委員会作成：喘息予防・管理ガイドライン2018, p.102, 協和企画, 2018より一部改変，転載）

治療していく。吸入ステロイドは急性発作による入院を防止する効果ももつ。この効果は吸入 β_2 刺激薬の使用頻度の高い重症例で顕著である。

【代表的薬物】フルチカゾンプロピオン酸エステル，ベクロメタゾンプロピオン酸エステル，ブデソニド

【副作用】アナフィラキシー様症状，胸痛，口腔カンジダ症，めまい，頭痛，発熱

【禁忌】有効な抗菌剤の存在しない感染症，深在性真菌症，本剤成分過敏症既往歴

【服薬指導】発作を抑える薬ではない。定期的に吸入する。吸入後は必ずうがいをする。うがいをすることで局所の副作用を防ぐことになる。

（2）吸入 β_2 刺激薬

【作用機序】β_2 受容体に選択的に作用し，気管支を拡張する。

【適応】作用時間に応じて長時間作用性吸入 β_2 刺激薬（LABA）と短時間作用性吸入 β_2 刺激薬（SABA）の２種類がある。長時間型と短時間型の使い分けは喘息の治療ステップ（**表 8-2**）を参照して用いる。吸入 β_2 刺激薬は，低用量の吸入ステロイドでコントロールされている喘息患者に追加投与すると，吸入ステロイドの増量よりもピークフロー値，１秒率を有意に改善し，喘息症状のない日数を増加させ，急性増悪による追加治療の必要性を減少させる効果をもつ。

【代表的薬物】LABA：サルメテロールキシナホ酸塩，ホルモテロールフマル酸塩水和物，SABA：フェノテロール臭化水素酸塩，プロカテロール塩酸塩水和物，サルブタモール硫酸塩

【副作用】重篤な血清カリウム値の低下，ショック，アナフィラキシー様症状，心悸亢進，振戦，口腔咽頭刺激感

【禁忌】本剤成分過敏症既往歴

【服薬指導】過度に使用すると不整脈などの重篤な副作用が発現することがある。1日2回を守るようにする。

（3）テオフィリン徐放性製剤

【作用機序】テオフィリン徐放性製剤は，気道を広げる作用や炎症を抑える作用をもつ。

【適応】気道を広げる作用は長時間作用性 β_2 刺激薬より弱いが，テオフィリン徐放性製剤のほうがその作用時間は長い。

【代表的薬物】テオフィリン水和物，アミノフィリン水和物

【副作用】けいれん，意識障害，横紋筋融解症，消化管出血，肝機能障害，頻呼吸，悪心嘔気，頭痛，食欲不振，動悸

【禁忌】本剤およびキサンチン系薬に対する重篤な副作用既往歴

【服薬指導】噛まずに服用する。

（4）抗アレルギー薬

【作用機序】抗アレルギー薬は，抗炎症作用および気管支平滑筋の収縮を予防する作用がある。

【適応】ロイコトリエン受容体拮抗薬のプランルカスト水和物がよく使われる。しかし，急性喘息発作には効果がない。

【代表的薬物】モンテルカストナトリウム，クロモグリク酸ナトリウム

【副作用】ショック，アナフィラキシー様症状，白血球減少，血小板減少，肝機能障害，間質性肺炎，下痢，嘔気

【禁忌】本剤成分過敏症既往歴

【服薬指導】急性発作を抑える薬ではない。症状がなくてもきちんと服用する。

（5）吸入抗コリン薬

【作用機序】チオトロピウム臭化物水和物は，ムスカリン受容体と強く
　結合し，アセチルコリンの結合を競合的に阻害することにより，気管
　支収縮を強力かつ持続的に抑制する。

【適応】長時間作用型の抗コリン薬（LAMA）に分類される気管支拡張
　薬である。細い気管支を拡張する β 刺激薬に対し，抗コリン薬は太
　い気管支に作用して拡張させる。β 刺激薬に比べ効力・速効性ともや
　や劣るが，安全性が高く，また効き目が持続するなどの利点から長期
　維持療法に適する。作用持続時間が長いので吸入回数は１日１回だけ
　でよい。

【代表的薬物】チオトロピウム臭化物水和物，グリコピロニウム臭化物

【副作用】口渇，頻脈，不整脈，アナフィラキシー様症状，心悸亢進，
　振戦，口腔咽頭刺激感

【禁忌】緑内障，前立腺肥大症，本剤成分過敏症既往歴

【服薬指導】過度に使用すると不整脈などの重篤な副作用が発現するこ
　とがある。１日１回を守るようにする。

2．消化性潰瘍（胃潰瘍・十二指腸潰瘍）治療薬

　胃液中の塩酸とペプシン（タンパク質消化酵素）により胃壁または十
二指腸壁が自己消化された状態を消化性潰瘍とよぶ。自己消化の発生部
位により胃潰瘍または十二指腸潰瘍という。

　消化性潰瘍は，胃壁あるいは十二指腸壁に対する攻撃因子と防御因子
とのバランスが崩れて攻撃因子が相対的に優位となり生じる。攻撃因子
には塩酸，ペプシンやピロリ菌感染があり，防御因子には粘液，粘膜血
流，プロスタグランジンなどがある。プロスタグランジンは胃粘膜血流
の増加作用と粘液分泌刺激作用があり防御因子としてはたらく。

　現在，ピロリ菌感染と非ステロイド性抗炎症薬（NSAIDs）が消化性潰瘍の二大原因と考えられている。ピロリ菌は強い攻撃因子であり，NSAIDs はプロスタグランジン合成を阻害して防御因子を低下させる。そのほかにストレス，副腎皮質ホルモン，アルコール，タバコ，コーヒーや香辛料などが関与している。ストレスは攻撃因子である塩酸の分泌を促進し，防御因子である胃粘膜血流を低下させる。副腎皮質ホルモンは，防御因子である粘膜血流と粘液分泌を低下させる。アルコールは攻撃因子である塩酸の分泌を促進し，防御因子である胃粘膜血流を低下させる。タバコは防御因子である胃粘膜血流を低下させる。コーヒーや香辛料は攻撃因子である塩酸の分泌を促進する。胃潰瘍では防御因子の相対的な低下が，十二指腸潰瘍では攻撃因子の相対的な上昇がみられる。好発年齢は胃潰瘍では 40～50 歳，十二指腸潰瘍では 20～40 歳である。胃潰瘍の好発部位は胃角小彎で，十二指腸潰瘍は十二指腸球部前壁である。

　消化性潰瘍の治療には，症状の改善，病変の治癒促進，再発の予防が中心となり，その原因となる胃酸の曝露をコントロールすることが重要である。したがって，酸分泌抑制薬である H_2 受容体拮抗薬（H_2 ブロッカー）やプロトンポンプ阻害薬（PPI），粘膜防御因子製剤の投与が必要になる。特に，酸分泌抑制薬の効果は優れており，その効力は PPI＞H_2 ブロッカーであるが，どちらも痛みや潰瘍治癒に対してかなり早期から効果を示す。また，消化性潰瘍は高い再発率（2 年で約 30％）があるため，維持療法として引き続き服用する必要がある。そのほか，プロスタグランジン製剤や粘膜保護薬など防御因子増強薬の併用を行うことが多い。潰瘍が完全に治癒した状態である瘢痕まで薬物療法を継続することが重要である。

（1）酸分泌抑制薬

a）PPI

【作用機序】胃酸を分泌する壁細胞の酸輸送体プロトンポンプを特異的に阻害する薬である。壁細胞の酸生成部位で，H^+ を放出し K^+ を取り込む H^+K^+-ATPase の SH 基（プロトンポンプ）に結合し酵素活性を阻害することにより酸分泌を抑制する。

【適応】酸分泌抑制効果は H_2 受容体拮抗薬より強力である。潰瘍の治癒率は高く，穿孔の危険性の高い深掘れ潰瘍や吐下血をきたした出血性潰瘍に効果がある。

【代表的薬物】オメプラゾールナトリウム，ランソプラゾール，ボノプラザンフマル酸塩

【副作用】肝機能障害，下痢，便秘，発疹，口内炎，頭痛，めまい，浮腫，血清コレステロール上昇

【禁忌】①アタザナビル硫酸塩投与中，②本剤成分過敏症既往歴

【服薬指導】一定期間，必ず服薬を継続することが必要である。症状がなくなっても治癒したわけではないので，自己判断で服薬を中止しないようにする。腸溶性製剤のため噛んだり砕いたりせずにそのまま服用する。

b）H_2 ブロッカー

【作用機序】胃酸を分泌する壁細胞のヒスタミン受容体（H_2 受容体）を遮断し，胃酸分泌を抑制する。

【適応】酸分泌抑制効果は PPI より劣るが，低価格なので PPI の登場後も引き続き頻用されている。

【代表的薬物】シメチジン，ラニチジン塩酸塩，ラフチジン

【副作用】便秘，白血球減少症，肝機能障害

【禁忌】本剤成分過敏症既往歴

【服薬指導】一定期間，必ず服薬を継続することが必要である。症状がなくなっても治癒したわけではないので，自己判断で服薬を中止しないようにする。腸溶性製剤のため嚙んだり砕いたりせずにそのまま服用する。

（2）スクラルファート水和物（防御因子強化薬）

【作用機序】抗ペプシン作用とともに，潰瘍局所に結合して胃壁や病巣を保護し，潰瘍治癒を促進する。

【適応】潰瘍面に広く付着して粘膜を保護する作用で，組織を修復しムチンや結合組織の合成を促進する。

【副作用】便秘，口渇，悪心，アルミニウム脳症，アルミニウム骨症

【禁忌】透析患者

【服薬指導】胃内の食物により粘膜保護作用低下の可能性があるため，食前1時間前に服用する。

（3）ミソプロストール（粘液産生・分泌促進剤）

【作用機序】プロスタグランジン E_1 誘導体であり，胃酸分泌抑制作用に加えて，粘膜保護作用を併せもつ。

【適応】ミソプロストールは NSAIDs による潰瘍予防に効果がある。また，H_2 ブロッカーおよび PPI に比較して潰瘍再発防止効果も高い。H_2 ブロッカーや PPI を投与しても治りにくい潰瘍の治療に併用効果がある。

【副作用】下痢，腹部膨満感，嘔気，肝機能障害，腎機能障害，白血球減少，月経異常

【禁忌】妊婦（子宮収縮作用のため）

【服薬指導】女性で服用中は妊娠しないように気をつける。

（4）ピロリ菌の除菌療法

【作用機序】PPIと抗生物質2種類（クラリスロマイシンおよびアモキシシリン水和物）との3剤併用の7日間同時服用により，約80％の除菌成功率が得られる（一次除菌療法）。さらに，一次除菌不成功例に対して二次除菌療法としてPPIと抗生物質2種類（クラリスロマイシンに代わりメトロニダゾールおよびアモキシシリン水和物）を7日間服用して行う。

【適応】ピロリ菌陽性の胃潰瘍，ピロリ菌陽性の慢性胃炎

【副作用】軟便，下痢，味覚障害，皮疹

【禁忌】本剤成分過敏症既往歴，腎障害のある患者

【服薬指導】自己判断で量を減らしたり，飲むのをやめたりしないで，きちんと7日間服用する。

3．炎症性腸疾患（潰瘍性大腸炎，クローン病）治療薬

（1）潰瘍性大腸炎

　再燃と寛解を繰り返す原因不明のびまん性炎症性大腸疾患で，大腸粘膜と粘膜下層が侵され，直腸から口側の大腸へ連続して広がり難治性である。10〜30歳代の若年者に多く，患者数は年々増加している。

　原因は不明であるが，免疫異常，遺伝的要因，環境要因（食物，腸内細菌）などの関与が考えられる。大腸粘膜と粘膜下層が侵され，びらんや潰瘍を作る。病変は直腸からびまん性に連続して口側へと広がっていく。病変の部位と広がりによる分類では，炎症が直腸に限局する直腸炎型，直腸から横行結腸左側に及ぶ左側大腸炎型，直腸から横行結腸右側より口側にまで及ぶ全大腸炎型に分類される。また，潰瘍性大腸炎は臨床的重症度により軽症，中等症，重症に分けられる。

　症状は繰り返す下痢，粘血便，血性下痢，腹痛が主で，炎症が強い場

合には，発熱，頻脈，貧血などの症状がみられる。重篤な合併症として
は，中毒性巨大結腸症，大出血，穿孔がみられる。

　治療は重症度分類に応じて治療方針を決定する。心身の安定を保つと
ともに，軽症〜中等症例では，薬物療法としてメサラジンまたはサラゾ
スルファピリジンの投与を第一選択とし，必要に応じて副腎皮質ステロ
イドを投与する。重症例では入院のうえ，副腎皮質ステロイドの点滴静
注を行う。難治例では血球成分除去療法や免疫抑制薬の投与も行われ
る。中毒性巨大結腸症，大出血，穿孔などの合併症は外科的治療の適応
である。

　重症例では絶食，高カロリー輸液を行うが，経口摂取可能な時期の食
事は高カロリー食とし，高タンパク，低脂肪で低残渣食を摂取し，香辛
料，アルコールなどは控える。

a）メサラジン（5-アミノサリチル酸製剤）

【作用機序】有効成分の5-アミノサリチル酸製剤が炎症性細胞から放出
　　される活性酸素を消去し，炎症の進展と組織の障害を抑制する。ま
　　た，ロイコトリエンB_4の合成を抑制し炎症性細胞の組織への浸潤を
　　抑制する。

【適応】サラゾスルファピリジンからスルファピリジンを除去して，よ
　　り効果的かつ副作用を軽減した製剤である。

【副作用】過敏性肺障害，心筋炎，間質性腎炎，再生不良性貧血，血小
　　板減少症，肝機能障害

【禁忌】重篤な腎障害，本剤成分過敏症既往歴

【服薬指導】ヒト母乳中への移行や，乳児に下痢が起こることが報告さ
　　れているため，授乳は避ける。腸全域で放出させる放出調整製剤のた
　　め噛まないで服用する。

b）サラゾスルファピリジン

【作用機序】有効成分の 5-アミノサリチル酸製剤が炎症性細胞から放出される活性酸素を消去し，炎症の進展と組織の障害を抑制する。

【適応】投与量の 1/3 は小腸でそのままの形で吸収され，大部分は大腸内で腸内細菌により 5-アミノサリチル酸とスルファピリジンに分解されて吸収される。5-アミノサリチル酸が有効成分として作用する。

【副作用】再生不良性貧血，血小板減少症，肝機能障害

【禁忌】本剤成分過敏症既往歴，新生児・低出生体重児

【服薬指導】精子数および精子運動量の減少があるが，休薬により回復する。尿・汗が濃い黄色に着色する。

c）免疫抑制薬

【作用機序】アザチオプリンは体内でチオイノシン酸になりイノシンと拮抗し，免疫担当細胞のプリン体生合成経路を阻害して免疫抑制作用を示す。インフリキシマブは免疫担当細胞の TNFα を抑制することで IL-1，IL-6 に対して抑制効果を示す。

【適応】ステロイド無効の難治例で寛解の導入が期待できる。

【副作用】骨髄機能抑制，肝機能障害，感染症，再生不良性貧血，悪性新生物，間質性肺炎

【禁忌】本剤成分過敏症既往歴，白血球 $3,000/\mu L$ 以下，妊婦

【服薬指導】投与中は男女ともに避妊する。日光や紫外線は避ける。

（2）クローン病

　再燃と寛解を繰り返す原因不明の慢性炎症性疾患で，病変は非連続性で消化管のどの部位にも起こり，粘膜から漿膜までの消化管壁全層が侵され，潰瘍を起こし難治性である。消化管穿孔や膿瘍を生じやすく，潰瘍治癒に伴い瘢痕繊維性の狭窄をきたす。10〜20 歳代の若年者に多く，

患者数は年々増加している。

　原因は不明であるが，免疫異常，遺伝的要因，環境要因（食物，ウイルス感染）などの関与が考えられている。消化管壁の全層が侵され，病変は非連続性で飛び石病変とよばれる。病変は口腔から肛門まで消化管のどの部位にも起こりうるが，回腸末端に好発する。病変部位により，小腸型，大腸型，小腸・大腸型に分けられる。

　治療は心身の安静を保ち，栄養療法と薬物療法を基本とする。栄養療法では成分栄養剤による経腸栄養療法を第一選択とするが，重篤な場合には中心静脈栄養療法を行う。栄養療法は腸管の安静と栄養状態の改善に有用である。成分栄養剤はタンパク成分がアミノ酸に分解されており，低脂肪，低残渣で，消化吸収が容易である。薬物療法としてはメサラジンまたはサラゾスルファピリジンの投与を基本とし，必要に応じて副腎皮質ステロイドを投与する。難治例では免疫抑制薬を投与する。

a）メサラジン（5-アミノサリチル酸製剤）

【作用機序】有効成分の5-アミノサリチル酸製剤が炎症性細胞から放出される活性酸素を消去し，炎症の進展と組織の障害を抑制する。また，ロイコトリエンB_4の合成を抑制し炎症性細胞の組織への浸潤を抑制する。

【適応】サラゾスルファピリジンからスルファピリジンを除去して，より効果的かつ副作用を軽減した製剤である。

【副作用】過敏性肺障害，心筋炎，間質性腎炎，再生不良性貧血，血小板減少症，肝機能障害

【禁忌】重篤な腎障害，本剤成分過敏症既往歴

【服薬指導】授乳は避ける。腸全域で放出させる放出調整製剤のため噛まないで服薬する。

b）サラゾスルファピリジン

【作用機序】有効成分の 5-アミノサリチル酸製剤が炎症性細胞から放出される活性酸素を消去し，炎症の進展と組織の障害を抑制する。

【適応】投与量の 1/3 は小腸でそのままの形で吸収され，大部分は大腸内で腸内細菌により 5-アミノサリチル酸とスルファピリジンに分解されて吸収される。5-アミノサリチル酸が有効成分として作用する。

【副作用】再生不良性貧血，血小板減少症，肝機能障害

【禁忌】本剤成分過敏症既往歴，新生児・低出生体重児

【服薬指導】精子数および精子運動量の減少があるが，休薬により回復する。尿・汗が濃い黄色に着色する。

c）免疫抑制薬

【作用機序】アザチオプリンは体内でチオイノシン酸になりイノシンと拮抗し，免疫担当細胞のプリン体生合成経路を阻害して免疫抑制作用を示す。インフリキシマブは TNFα に選択的に結合して TNFα を中和して IL-1 と IL-6 の産生を抑制し，また，TNFα 産生細胞を障害することで免疫を抑制する。

【適応】ステロイド無効の難治例で寛解の導入が期待できる。

【代表的薬物】アザチオプリン，インフリキシマブ

【副作用】骨髄機能抑制，肝機能障害，感染症，再生不良性貧血，悪性新生物，間質性肺炎

【禁忌】本剤成分過敏症既往歴，白血球 3,000/μL 以下，妊婦，活動性結核

【服薬指導】投与中は男女ともに避妊する。日光や紫外線は避ける。

4．慢性ウイルス性肝炎治療薬

　慢性肝炎は肝炎ウイルスによる軽い炎症が持続し，ウイルスが排除されないために起こる。約 70％は C 型肝炎ウイルス（HCV）によるものであり，約 20％は B 型肝炎ウイルス（HBV）による。肝臓の組織中に通常ではみられないリンパ球や白血球などの炎症性細胞が侵入している状態で，侵入したリンパ球や白血球が肝細胞を攻撃して破壊し，肝細胞の周囲に線維を増加させる。

　B 型肝炎や C 型肝炎は，通常，血液を介してウイルスが体内に入り感染する。以前は輸血によって多数の人が肝炎に感染した時期があったが，HBV の検査体制が整備され，輸血や血液製剤のチェックが行われると，B 型の輸血後肝炎は減少した。その後，HCV が発見され，輸血前チェック体制が整備されると輸血後肝炎発症はほとんどなくなった。しかし，輸血以外の感染経路として，性交渉，針刺し事故，歯科治療，針治療，刺青などがある。血中ウイルス量が多ければ感染させる可能性は高くなる。B 型肝炎は C 型肝炎に比べて血中ウイルス量が多いので感染力が強い。

（1）B 型慢性肝炎

　乳幼児では免疫力がまだ十分に発揮されず，体外から入ってきた異物と自己の認識がむずかしい。母親から児への HBV の垂直感染では，ウイルスを異物として認識できず 20 歳代まで特に炎症もない状態で過ごす場合が多い。ウイルスが存在しているが，肝炎のない人を無症候性キャリアとよぶ。成人になり免疫力が強化されると，肝細胞内のウイルスを排除しようとリンパ球や白血球が動員されウイルスに感染した肝細胞を破壊するため，20〜30 歳時に無症候性キャリアから慢性肝炎へと

移行する。

　HBV には，HBs 抗原，HBe 抗原，HBc 抗原の 3 種類の抗原があり，それぞれに対する抗体がある。HBs 抗体は HBV の中和抗体であり血液中の HBV をほとんど消失させる。しかし，HBs 抗体陽性者でも肝細胞内に HBV は潜んでおり，免疫力が低下したときに HBV の活動が再び活発になり肝炎を起こす。HBe 抗体および HBc 抗体は中和抗体ではないが，HBe 抗原が消失し，HBe 抗体が陽性になれば，ウイルス量は急激に減少し肝炎も鎮静化する。このような HBe 抗原・HBe 抗体の変化はセロコンバージョンとよばれ，B 型肝炎治療のひとつの目標となる。

　治療は，現時点では HBV の排除を期待できる治療法はなく，肝炎の鎮静化を目指し HBe 抗原の陰性化と HBe 抗体の出現（セロコンバージョン），ALT 値の持続的正常化，HBV-DNA 量が一定以下に減少，が治療目的となる。概ね 50 歳以下の B 型肝炎に対しては治療期間が限定（4 週間）されるインターフェロン療法を行う。インターフェロン療法で効果がない症例や 50 歳以上の B 型肝炎では抗ウイルス薬の核酸アナログ製剤による治療法が選択される。

a）インターフェロン

【作用機序】インターフェロン受容体と結合し，DNA 結合性の転写因子複合体の形成およびインターフェロン誘導性の遺伝子発現を誘導し，抗ウイルス作用を示す。

【適応】B 型慢性肝炎

【代表的薬物】インターフェロンアルファ，インターフェロンベータ

【副作用】発熱，倦怠感が起こる。血小板減少・好中球減少・貧血などの血球系障害が起こる。

【禁忌】本剤成分過敏症既往歴，ワクチンなど生物学的製剤過敏症，小柴胡湯投与中

【服薬指導】妊娠は避ける。副作用がよく発現するので定期的な検査が必要である。

b）核酸アナログ製剤

【作用機序】細胞内でリン酸化され，DNAポリメラーゼ阻害，mRNAからのマイナス鎖DNA合成時の逆転写阻害，HBV-DNAプラス鎖合成阻害作用を示し，ウイルスの増殖を抑制する。

【適応】B型慢性肝炎

【代表的薬物】エンテカビル水和物，アデホビルピボキシル，テノホビルアラフェナミドフマル酸塩

【副作用】乳酸アシドーシス，肝腫大

【禁忌】本剤成分過敏症既往歴

【服薬指導】投与中止により肝機能の悪化や肝炎の重症化を起こすことがあるので，自己判断で中止しないようにする。

（2）C型慢性肝炎

HCVはRNAウイルスなので，RNA遺伝子の一部が次々と変異を起こしウイルス表面に出ているタンパク質を変化させる。そのため，ある表面抗原に対する抗体ができても，ウイルスは表面抗原を変えて免疫逃れをする。そのため成人でHCVに感染すると多くの場合はウイルスを排除しきれず，肝炎が慢性化する。

C型肝炎では，まずHCV抗体が測定される。HCV抗体が陽性であれば，HCV-RNAを測定する。そしてHCV-RNAの定量とHCVのゲノタイプの分析を行う。

C型慢性肝炎の治療では，インターフェロンを使用する治療から，インターフェロンを使用しない（インターフェロンフリー）抗ウイルス内服薬治療へと移行した。抗ウイルス内服薬治療は副作用が少なく高齢者

でも高い率で治療が完遂できるため，ウイルス排除が可能な症例は高齢者であっても抗ウイルス内服薬治療のすみやかな開始が勧められる。抗ウイルス内服薬治療では HCV-RNA のゲノタイプに応じて異なる薬剤を用いる。ゲノタイプ1型にはソホスブビル，レジパスビル，エルバスビル，ダクラタスビル塩酸塩，アスナプレビル，あるいはソホスブビル＋レジパスビルの配合剤などを選択し，ゲノタイプ2型にはソホスブビル＋レジパスビルの配合剤を選択する。

治療の目的は HCV-RNA の陰性化を第一とする。

a）ソホスブビル

【作用機序】HCV が自身の RNA を複製するために用いる RNA ポリメラーゼ（NS5B ポリメラーゼ）を阻害する。

【適応】C 型慢性肝炎

【副作用】貧血，頭痛，嘔気，倦怠感

【禁忌】本剤成分過敏症既往歴，腎機能障害

【服薬指導】治療開始してから貧血を生じることが多いので検査を定期的に受ける。

b）レジパスビル

【作用機序】HCV 複製や細胞内シグナル伝達にかかわる多機能タンパク "NS5A 複製複合体" を強力かつ選択的に阻害することにより，抗ウイルス作用を発揮する。

【適応】C 型慢性肝炎

【副作用】貧血，頭痛，嘔気，倦怠感

【禁忌】本剤成分過敏症既往歴，腎機能障害

【服薬指導】治療開始してから不整脈を生じることがあるので，検査を定期的に受ける。

c）ダクラタスビル塩酸塩

【作用機序】HCV 複製や細胞内シグナル伝達にかかわる多機能タンパク "NS5A 複製複合体" を強力かつ選択的に阻害することにより，抗ウイルス作用を発揮する。

【適応】C 型慢性肝炎

【副作用】貧血，頭痛，嘔気，倦怠感

【禁忌】妊婦，授乳中の女性，本剤成分過敏症既往歴

【服薬指導】投与中は男女ともに避妊する。治療開始してから貧血を生じることが多いので検査を定期的に受ける。

d）アスナプレビル

【作用機序】HCV の複製に必要な酵素である非構造タンパク 3/4A（NS3/4A）プロテアーゼを選択的に阻害することにより，抗ウイルス作用を発揮する。

【適応】C 型慢性肝炎

【副作用】多形紅斑，血小板減少

【禁忌】本剤成分過敏症既往歴，腎機能障害

【服薬指導】ダクラタスビル塩酸塩と併用して服薬する必要がある。

e）リバビリン

【作用機序】HCV 由来 RNA 依存性 RNA ポリメラーゼによるグアノシン三リン酸の RNA への取り込みを抑制する一方で，HCV の RNA に取り込まれることにより，抗 HCV 作用を示す。単独では抗ウイルス作用が期待できないが，インターフェロンやソホスブビルとの併用で抗ウイルス作用を発揮する。

【適応】C 型慢性肝炎

【副作用】貧血，無顆粒球症，血小板減少症

【禁忌】妊婦，授乳中の女性，本剤成分過敏症既往歴，腎機能障害，うつ病

【服薬指導】投与中は男女ともに避妊する。治療開始1～2か月で貧血を生じることが多いので検査を定期的に受ける。

f）インターフェロン

【作用機序】インターフェロン受容体と結合し，DNA結合性の転写因子複合体の形成およびインターフェロン誘導性の遺伝子発現を誘導し，抗ウイルス作用を示す。

【適応】C型慢性肝炎

【代表的薬物】インターフェロンアルファ，インターフェロンベータ

【副作用】発熱，倦怠感が起こる。血小板減少・好中球減少・貧血などの血球系障害が起こる。

【禁忌】本剤成分過敏症既往歴，ワクチンなど生物学的製剤過敏症，小柴胡湯投与中

【服薬指導】妊娠は避ける。副作用がよく発現するので定期的な検査が必要である。

引用文献

1）一般社団法人日本アレルギー学会喘息ガイドライン専門部会監，「喘息予防・管理ガイドライン2018」作成委員作成：喘息予防・管理ガイドライン2018. 協和企画，2018.

9 | 代謝・内分泌系に作用する薬

小川　薫

《**目標＆ポイント**》　内分泌器官から血中に分泌されるホルモンは，外部環境の変化に対応して体内の恒常性を維持する役割を担っている。代表的疾患として，糖代謝を調節するホルモンであるインスリンの分泌・機能異常による糖尿病，全身の代謝を調節する甲状腺ホルモンの分泌異常，骨代謝異常による骨粗鬆症を取り上げる。病態生理を理解するとともに，代表的治療薬について作用する仕組み，適応および副作用など臨床上の注意点について学ぶ。
《**キーワード**》　糖尿病治療薬，甲状腺疾患治療薬，骨粗鬆症治療薬

1. 糖尿病治療薬

　糖尿病は，インスリン作用不足による慢性の高血糖状態を主徴とする代謝症候群である。高血糖が持続することにより，糖尿病に特徴的な網膜症，腎症，神経障害などの細小血管合併症，および，脳血管障害，冠動脈疾患，末梢動脈障害などの大血管合併症を引き起こす。これらの合併症は患者の予後を悪くし，生活の質（quality of life：QOL）を低下させる。2011（平成 23）年の国民健康・栄養調査（厚生労働省）によると，30 歳以上の人で糖尿病が強く疑われる人と可能性を否定できない人をあわせると，4 人に 1 人が該当する。糖尿病の発症には，遺伝因子，環境因子，生活習慣が関与しているが，近年の生活環境の変化や高齢化によって糖尿病患者は著しく増加している。

　糖尿病は，代謝異常の程度によって，無症状からケトアシドーシスや昏睡に至る幅広い病態を示す。糖代謝異常は，（Ⅰ）1 型糖尿病，（Ⅱ）

2型糖尿病,（Ⅲ）その他の特定の機序・疾患によるもの,（Ⅳ）妊娠糖尿病の4つに分類される。

（Ⅰ）の1型糖尿病は膵 β 細胞破壊によるインスリンの絶対的不足が特徴である。（Ⅱ）の2型糖尿病はインスリン分泌低下とインスリン感受性の低下（インスリン抵抗性の上昇）の両者が発症にかかわる。（Ⅲ）は遺伝子異常が同定されたものと二次性のものがある。

肥満が関与し，患者数の増加が問題となっているのは2型糖尿病であり，わが国の糖尿病患者の95％は2型糖尿病である。

病態分類では，インスリン作用不足の程度によって，インスリン不要，高血糖是正にインスリン必要，生存のためにインスリン必要，の3つに区分する。インスリン不要と高血糖是正にインスリン必要の二者はインスリン非依存状態とよび，生存のためにインスリン必要はインスリン依存状態とよぶ。

糖尿病の診断は，高血糖が慢性的に持続していることを確認するため，日本糖尿病学会の診断基準[1] が使用される。

まず，下記の①～④のいずれか1つが確認された場合「糖尿病型」とする。

①早朝空腹時血糖値 126 mg/dL 以上

②随時血糖値 200 mg/dL 以上

③75 g 経口ブドウ糖負荷試験（75 g OGTT）の2時間値 200 mg/dL 以上

④HbA1c が 6.5％ 以上（国際基準値；National Glycohemoglobin Standardization Program：NGSP 値）

さらに後日実施した検査でも「糖尿病型」であった場合に『糖尿病』と診断する。ただし，①～③のいずれかと④が同じ日に確認できれば，その日に『糖尿病』と診断でき治療が早く開始できる。糖尿病の典型的症

状（口渇，多飲，多尿，体重減少）がある場合や，確実な糖尿病網膜症の存在が確認された場合は，1回の「糖尿病型」で『糖尿病』と診断できる。HbA1c のみが2回「糖尿病型」であっても血糖値の基準を満たしていなければ『糖尿病』と診断できない。

　糖代謝の「正常型」は以下の2つとも満たす場合である。

　　①早朝空腹時血糖値 110 mg/dL 以下

　　②75 g 経口ブドウ糖負荷試験（75 g OGTT）の 2 時間値 140 mg/dL 未満

「糖尿病型」，「正常型」いずれにも属さない場合を「境界型」とよぶ。

　糖尿病の特徴は自覚症状に乏しいことで発症時期が正確にわからないことがほとんどである。血糖値が 300 mg/dL を超えると尿糖排泄が増加し浸透圧利尿の結果，口渇，多飲，脱水による体重減少が現れる。糖利用障害が重度になり脂肪や筋肉の分解が進むと目に見えて痩せてくる。

　糖尿病患者の QOL や寿命に支障をきたすのが合併症である。糖尿病発症後，血糖コントロール不良であれば末梢神経障害などの細小血管合併症は 3～5 年後から認められる。さらに，治療介入がなければ 15～20 年で網膜症による失明，腎不全による血液透析治療，壊疽による足切断などのリスクが高まる。一方，大血管合併症は境界型糖尿病の時期より始まり，最終的に心筋梗塞，脳卒中，末梢動脈疾患へと進展していく。

　糖尿病の治療については，血糖，体重，血圧，血清脂質を良好にコントロールし，かつそれを維持することによって細小血管合併症と大血管合併症の発症・進展を防ぐこと，そして最終的に健康な人と変わらないQOL を維持し，健康な人と変わらない寿命を確保することが目標となる。

　血糖コントロール目標値は，「日本糖尿病学会糖尿病治療ガイド

2018-2019」[1] では，合併症予防のために HbA1c 7.0%未満を目標とし，治療強化が困難な際は 8.0%未満を目標とするとしている。

　2型糖尿病の大部分がインスリン非依存状態であるが，その際には患者自身に糖尿病の病態を十分に理解させたうえで，適切な食事療法と運動療法を指導する。これらを2〜3か月程度続けても目標の血糖値を達成できない場合には，経口血糖降下薬またはインスリン製剤を用いる。

　経口血糖降下薬やインスリン製剤は少量から始め徐々に増量する。経口血糖降下薬やインスリン製剤のどちらを使用するか，また，どの種類の経口血糖降下薬を使用すべきかについては，血糖値の程度のみならず，年齢，肥満度，肝腎機能の程度，そしてインスリン分泌能やインスリン抵抗性の程度を評価して決定する。

　経口血糖降下薬は**表 9-1**[1] のように分けられる。2型糖尿病では，インスリン分泌不全とインスリン抵抗性の両者があいまってさまざまな程

表 9-1　経口血糖降下薬

機序	種類	おもな作用
インスリン抵抗性改善薬	ビグアナイド薬	肝臓での糖新生の抑制
	チアゾリジン薬	骨格筋・肝臓でのインスリン感受性の改善
インスリン分泌促進薬	スルホニル尿素薬	インスリン分泌の促進
	速効型インスリン分泌促進薬（グリニド薬）	より速やかなインスリン分泌の促進・食後高血糖の改善
	DPP-4 阻害薬	血糖依存性のインスリン分泌促進とグルカゴン分泌抑制
糖吸収・排泄調節薬	α-グルコシダーゼ阻害薬	炭水化物の吸収遅延・食後高血糖の改善
	SGLT2 阻害薬	腎での再吸収阻害による尿中ブドウ糖排泄促進

（日本糖尿病学会編著：糖尿病治療ガイド 2018-2019，p.33，文光堂，2018 より一部改変，転載）

度のインスリン作用不足をもたらすが，インスリン分泌不全とインスリン抵抗性のいずれが主たる役割を果たしているかは患者ごとに異なる。実際は患者の糖尿病の病態に応じて選択し，1剤少量から開始する。経過をみながら，作用機序の異なる薬剤を複数併用していく。なお，日本糖尿病学会では第一選択薬は特定せずに主治医の判断に任せるという立場をとっている。薬物治療が始まっても食事療法・運動療法は重要であり，継続することが大切である。

（1）経口糖尿病薬

a）ビグアナイド薬

【作用機序】肝臓での糖新生抑制，末梢での糖利用促進，腸管からのグルコース吸収抑制により，インスリン分泌を介することなく血糖降下作用を示す。

【適応】特に肥満糖尿病患者においてインスリン抵抗性の改善効果がある。

【代表的薬物】ブホルミン塩酸塩，メトホルミン塩酸塩

【副作用】乳酸アシドーシス，肝機能障害，腎機能障害

【禁忌】乳酸アシドーシスを起こしやすい状態の患者，本剤成分過敏症既往，糖尿病性昏睡

【服薬指導】悪心・嘔吐，腹痛，下痢，倦怠感，筋肉痛，過呼吸などの症状が現れた場合，乳酸アシドーシスの可能性もあるので，主治医を受診する必要がある。

b）チアゾリジン薬

【作用機序】インスリン受容体のインスリン結合部以降に作用してインスリン抵抗性を軽減し，肝臓における糖新生を抑制し，末梢組織における糖利用を高め血糖値を降下させる。

【適応】食事療法・運動療法では効果が十分でなく，インスリン抵抗性
　が推定される糖尿病に適応がある。インスリン分泌促進作用はないの
　で，単独投与では低血糖の危険性は少ない。

【代表的薬物】ピオグリタゾン塩酸塩

【副作用】心不全増悪，浮腫，肝機能障害

【禁忌】心不全，肝不全，本剤成分過敏症既往

【服薬指導】むくみや体重増加が起きてきたときは，すぐに主治医を受
　診する必要がある。

c）スルホニル尿素薬

【作用機序】膵 β 細胞を刺激し，内因性インスリンの分泌を促進し血糖
　降下作用を発揮する。

【適応】内因性インスリン分泌能が残っている非肥満２型糖尿病に効果
　がある。

【代表的薬物】グリクラジド，グリメピリド，グリベンクラミド

【副作用】低血糖，溶血性貧血，肝機能障害

【禁忌】本剤成分過敏症既往，糖尿病性昏睡

【服薬指導】食前や食事時間が遅れたときなどは低血糖が起こりやすい
　ので，ブドウ糖を常に携行する。

d）速効型インスリン分泌促進薬（グリニド薬）

【作用機序】膵 β 細胞を刺激し，早期の内因性インスリンの分泌を促進
　し血糖降下作用を発揮する。血糖降下作用は約３時間と短い。

【適応】糖尿病患者で遅延しているインスリン初期分泌を改善する。そ
　のため，空腹時血糖はあまり高くないが食後の高血糖がみられる患者
　が対象となる。

【代表的薬物】ナテグリニド，ミチグリニドカルシウム水和物

【副作用】心筋梗塞，低血糖，肝機能障害

【禁忌】本剤成分過敏症既往，糖尿病性昏睡

【服薬指導】毎食直前（5分以内）に服用する。食事時間が遅れると低血糖が起こるので注意が必要である。

e ）DPP-4 阻害薬

【作用機序】インクレチン関連薬である。インクレチンは膵 β 細胞からインスリン分泌を促進するはたらきがある。DPP-4（di peptidyl peptidase-4；ジペプジルペプチダーゼ）はインクレチンを分解する作用があるが，この DPP-4 阻害薬によってインクレチン分解を抑制して，インクレチン濃度を上昇させる。

【適応】血糖レベルに応じてインスリン分泌を促すので，単剤では低血糖リスクは少ない。

【代表的薬物】アログリプチン安息香酸塩，シタグリプチン酸塩水和物，ビルダグリプチン，リナグリプチン

【副作用】嘔気，便秘

【禁忌】本剤成分過敏症既往，糖尿病性昏睡

【服薬指導】スルホニル尿素薬と併用する場合は低血糖を助長するので注意する。

f ）α グルコシダーゼ阻害薬

【作用機序】腸管において二糖類から単糖への分解を行う二糖類水解酵素（α グルコシダーゼ）を阻害し，糖質の消化・吸収を遅延させることにより食後の過血糖を改善する。

【適応】糖尿病では血糖上昇に比してインスリン分泌のタイミングが遅れているので，この薬剤により糖質の消化・吸収が遅延すると，血糖上昇とインスリン分泌のタイミングがあうようになり食後の過血糖が抑制される。したがって，空腹時血糖はさほど高くなく，食後に高血糖になる軽症 2 型糖尿病には単独使用される。

【代表的薬物】アカルボース，ボグリボース，ミグリトール

【副作用】低血糖症状，腹痛，腹部膨満感，便秘，下痢，放屁

【禁忌】本剤成分過敏症既往，糖尿病性昏睡

【服薬指導】低血糖時には，ショ糖（ペットシュガー）ではなくブドウ
　　糖を摂取する。

g）SGLT2 阻害薬

【作用機序】SGLT（sodium glucose transporter）は，ナトリウム・グ
　　ルコース共役輸送体とよばれ，体内でグルコース（ブドウ糖）やナト
　　リウムといった栄養分を細胞内に取り込む役割を担っている。SGLT
　　の種類はいろいろあり，体内のさまざまな場所に存在するが，
　　SGLT2 は腎臓の近位尿細管に限定的に存在しているのが特徴である。
　　近位尿細管は，血液中から必要なものを取り出して体内に取り込み，
　　不要なものを尿として排泄するはたらきをしている。SGLT2 は，グ
　　ルコースを栄養分として細胞内に取り込む役割（再吸収）を担ってい
　　る。SGLT2 阻害剤を使用すると腎尿細管でのグルコース再吸収阻害
　　による尿中糖排泄促進によって血糖降下作用が起こる。

【適応】尿糖の排泄に伴う血糖の降下，体重の減少，浸透圧利尿による
　　降圧効果あり。

【代表的薬物】イプラグリフロジン-L-プロリン，ダパグリフロジンプ
　　ロピレングリコール水和物，ルセオグリフロジン水和物，カナグリフ
　　ロジン水和物，エンパグリフロジン

【副作用】尿路感染症，脱水

【禁忌】本剤成分過敏症既往，腎不全

【服薬指導】脱水にならないように水分をきちんととる。

（2）インスリン製剤

　インスリン製剤は糖尿病治療の注射薬療法に使用される。インスリン療法は生理的なインスリン分泌を模倣し，正確な血糖コントロールを行うことのできる治療法である。インスリン療法はインスリン依存状態の1型糖尿病だけでなく，インスリンが枯渇はしていないが血糖コントロールに必要な2型糖尿病にも用いられる。

　インスリン製剤の薬効は単位で表され，1 mL が 100 単位で統一されている。したがって，1 単位は 0.01 mL（10 μL）である。

　インスリン療法の絶対適応はインスリン依存状態，糖尿病性昏睡，重症の肝障害・腎障害，重症感染症，外傷，糖尿病合併妊娠患者である。相対的適応は著明な高血糖状態を呈する患者や経口血糖降下薬療法では良好な血糖コントロールが得られない場合である（**表 9-2**）。インスリン製剤は作用発現および持続時間によって「超速効型」，「速効型」，「混合型」，「中間型」，「持効型溶解」の5種類に分けられる。また，デバイスによりカートリッジ製剤，プレフィルド製剤，バイアル製剤の3種類

表 9-2　インスリン治療の適応

	絶対的適応		相対的適応
1	糖尿病性ケトアシドーシス 高浸透圧性ケトン性昏睡 乳酸アシドーシス	1	著明な高血糖 （空腹時血糖 250 mg/dL 以上， 随時血糖値 350 mg/dL 以上）
2	インスリン依存状態 （インスリン分泌の絶対的減少）	2	経口血糖降下薬では良好なコントロールが得られない場合
3	重症感染症 外傷 外科手術	3	ステロイド糖尿病
4	糖尿病合併妊娠		

（櫻井　隆，他編：疾病の回復を促進する薬，p.137，放送大学教育振興会，2017 より転載）

に分けられる。これらのインスリン製剤を組み合わせて，基礎インスリン分泌と追加インスリン分泌を再現するためには，持効型インスリンと超速効型インスリンの組み合わせで，1日4回注射が基本となる。

　実際には，インスリンの投与法には朝・夕の2回または1日1回注射法，各食前の3回＋基礎インスリン補充の頻回インスリン注射法およびポンプによる持続皮下インスリン注入療法があり，患者のインスリン分泌能およびライフスタイルによって選択する。

a）超速効型インスリン/速効型インスリンおよび混合型/中間型/持効型溶解インスリンの組み合わせ

【適応】1型糖尿病でインスリン依存の状態にある患者

【用法】超速効型インスリンまたは速効型インスリン1日3回皮下注，毎食前および混合型，中間型，または持効型溶解インスリン1日1回皮下注，就寝前の組み合わせで1日4回の頻回注射

b）超速効型インスリンまたは速効型インスリン

【適応】基礎インスリン分泌が保たれている患者

【用法】1日3回皮下注，毎食前

c）混合型インスリンまたは中間型インスリン

【適応】基礎インスリン分泌が保たれていて，頻回のインスリン注射が困難な患者

【用法】1日1〜2回皮下注，朝食前または夕食前

d）持効型溶解インスリン

【適応】基礎インスリン分泌が保たれていて，頻回のインスリン注射が困難な患者

【用法】1日1回皮下注，食前または食後

（3）GLP-1 受容体作動薬

【作用機序】生体で分泌されるインクレチンホルモンであるグルカゴン
　　様ペプチド-1（glucagon like peptide-1：GLP-1）は，グルコース濃
　　度依存的に膵 β 細胞からインスリンを分泌させる。GLP-1 受容体作
　　動薬は，GLP-1 受容体を介して作用することによりインスリン分泌
　　を促進させる。血糖値に応じたインスリン分泌作用に加え，グルカゴ
　　ン分泌抑制，胃内容物排出抑制，食欲抑制などの作用を有する。

【適応】1 日 1〜2 回投与で空腹時血糖値と食後血糖値の両方を低下させ
　　る。肥満，非肥満にかかわらず体重増加の可能性が低い。なお，
　　GLP-1 受容体作動薬はインスリンではないので，インスリン依存患
　　者には用いない。

【代表的薬物】エキセナチド，リラグルチド，リキシセナチド，セマグ
　　ルチド，デュラグルチド

【副作用】嘔吐，下痢，便秘，悪心，急性膵炎，スルホニル尿素薬との
　　併用に際しての低血糖，インスリン依存患者への切り替え投与による
　　高血糖・ケトアシドーシスの誘発

【禁忌】1 型糖尿病

【服薬指導】スルホニル尿素薬と併用すると低血糖の起こる頻度が単独
　　で使用したときよりも高くなるので定期的な血糖測定を行うなど，主
　　治医による慎重な管理が必要である。

2．甲状腺疾患治療薬

　　甲状腺は前頸部の輪状軟骨直下に位置する内分泌腺である。甲状腺に
は，濾胞細胞とよばれる組織に囲まれて内部にコロイドを満たす濾胞が
ある。濾胞細胞は，テトラヨードサイロニン（サイロキシン；T_4）お
よびトリヨードサイロニン（T_3）の 2 種の甲状腺ホルモンを産生する。

甲状腺ホルモンは，胎児や新生児では脳および身体の組織の正常な発育に必要とされ，また，あらゆる年齢層でタンパク，糖質，および脂肪の代謝を高める作用を全身で行う。甲状腺ホルモンの合成にはヨードが必要である。飲食物からヨウ化物として摂取されるヨードは甲状腺で活発に濃縮されて，濾胞細胞内で甲状腺ペルオキシダーゼによって有機ヨードに変換される。濾胞内のコロイドはチロシンを含む糖タンパクサイログロブリンからなる。濾胞細胞の細胞膜に接したチロシンは，1か所（モノヨードチロシン）または2か所（ジヨードチロシン）でヨード化されて，互いに結合して2種の甲状腺ホルモンを形成する（ジヨードチロシン＋ジヨードチロシン→ T_4；ジヨードチロシン＋モノヨードチロシン→ T_3）。T_3 および T_4 の形成／放出に必要な反応はすべて甲状腺刺激ホルモン（TSH）の調節を受けており，これは下垂体の TSH 産生細胞によって分泌される。TSH 分泌は下垂体のネガティブフィードバック機構で調節されている。すなわち，遊離 T_4 濃度および遊離 T_3 濃度が上昇すると TSH の合成，分泌は抑制され，低下すると TSH の分泌は増加する。TSH 分泌は視床下部で合成される甲状腺刺激ホルモン放出ホルモン（TRH）の影響も受けている。

　甲状腺機能異常症には甲状腺ホルモンが過剰産生される甲状腺機能亢進症と甲状腺ホルモンが減少する甲状腺機能低下症があり，治療薬はそれぞれ異なる。

（1）甲状腺機能亢進症に対する治療薬

　甲状腺機能亢進症は，甲状腺ホルモンが過剰産生され，甲状腺中毒症状（頻拍，動悸，多汗，下痢など）を呈する病態である。そのほかの症状として甲状腺腫大や眼球突出があげられる。甲状腺機能亢進症のなかで最も多いのがバセドウ病である。バセドウ病は TSH 受容体に対する

自己抗体が甲状腺刺激性を有するために甲状腺ホルモンの産生が過剰になる自己免疫疾患である。そのほかに甲状腺ホルモンを自律的に産生する機能性甲状腺腫（プランマー病），TSH 産生下垂体腺腫による中枢性甲状腺機能亢進である TSH 不適合分泌症候群などがある。

　甲状腺亢進症の治療には抗甲状腺薬を用いる。抗甲状腺薬は寛解率が低く治療期間が長くかかるが，手軽に使えることと，副作用として甲状腺機能低下症が高頻度に起こることがないので，わが国では第一選択の治療法である。

a）抗甲状腺薬

【作用機序】甲状腺のペルオキシダーゼを阻害することによりサイログロブリンのチロシン基のヨード化を阻止して甲状腺ホルモンの産生を抑制する。

【適応】初期治療として十分な量の抗甲状腺薬を投与し，頻脈による動悸などの症状が強いときは補助的に β 遮断薬を併用する。6〜8 週間で T_3，T_4 が正常化する場合が多いが，TSH は遅れて正常化するため，TSH の反応を確認後，徐々に抗甲状腺薬を減量していく。

【代表的薬物】チアマゾール，プロピルチオウラシル

【副作用】顆粒球減少症，再生不良性貧血，発疹，蕁麻疹，肝機能障害

【禁忌】催奇形性のため妊婦は避ける。

【服薬指導】発熱やのどの痛みなどの異常が出てきたら申し出るようにする。

（2）甲状腺機能低下症に対する治療薬

　甲状腺ホルモンの産生または作用の低下により起こる病態である。原発性，中枢性，末梢性に分類される。原発性では後天性として慢性甲状腺炎（橋本病），バセドウ病治療後，甲状腺切除後，ヨード摂取過剰な

いし不足などがあげられ，先天性には甲状腺形成異常や甲状腺ホルモン合成障害（クレチン病）がある。中枢性では下垂体機能低下症，視床下部腫瘍などがある。末梢性では甲状腺ホルモン不応症がある。症状は無気力，易疲労感，動作緩慢などがあげられる。甲状腺機能低下症の治療には甲状腺ホルモン補充療法が行われる。甲状腺機能低下症を治療しないで放置すると，心不全，意識障害，粘液水腫昏睡をきたす。

a）甲状腺ホルモン製剤

【作用機序】不足している甲状腺ホルモンを補充する薬である。甲状腺ホルモン製剤には乾燥甲状腺，レボチロキシンナトリウム水和物（T_4），リオチロニンナトリウム（T_3）の3種がある。レボチロキシンナトリウム水和物はプロホルモンで体内で脱ヨウ素化されて T_3 となる。レボチロキシンナトリウム水和物は最高血中濃度到達時間（T_{max}）が6〜7時間，半減期が7日間と長く甲状腺ホルモン濃度の血中濃度も維持しやすいので甲状腺機能低下症の治療ではレボチロキシンナトリウム水和物が使用される。

【適応】甲状腺機能低下症では，甲状腺ホルモン補充を少量から開始して漸増し，維持量にもっていく。内服治療による甲状腺機能の正常化には約6か月かかる。

【代表的薬物】乾燥甲状腺，レボチロキシンナトリウム水和物，リオチロニンナトリウム

【副作用】投与過剰の場合は頻脈，動悸，不眠など甲状腺中毒症の症状がみられる。軽度の過剰投与では自覚症状は出ないが，閉経後女性では骨粗鬆症による骨折，高齢者では心房細動のリスクが増加する。

【禁忌】心筋梗塞患者

【服薬指導】1日の服用量を守り，飲みすぎないようにする。

3. 骨粗鬆症治療薬

　骨粗鬆症とは，骨量の減少（骨密度低下）と骨の微細構造の劣化により骨折の危険が増した状態である。

　骨は生体の支持組織として荷重を支えると同時にカルシウムとリンの貯蔵の役割も果たす。そのために骨は破骨細胞による骨吸収と骨芽細胞による骨形成を繰り返しており，この過程は骨代謝回転とよばれる。骨代謝回転は 30 歳代までは平衡が保たれているが，40 歳以上では骨吸収量に対して骨形成量が少なくなるため骨量は減少し，特に女性は閉経後骨吸収が亢進して骨粗鬆症をきたしやすい。したがって，加齢と女性ホルモン減少が大きな要因となる。そのほか，続発性にも発症し，ステロイドや免疫抑制薬などの薬剤性，内分泌疾患，慢性腎不全，栄養不良，廃用萎縮などが原因となる。症状は易骨折性であるが，胸椎腰椎圧迫骨折，大腿骨頸部骨折，橈骨遠位端骨折の頻度が高い。これらの骨折に伴う機能障害や慢性疼痛が発生した場合，大腿骨頸部骨折患者の約 10% は 1 年以内に死亡し，約 30% は日常生活動作能力が低下する。胸椎腰椎骨折による二次的な骨格の変形は寝たきり状態や慢性腰痛の原因となり，円背，身長低下などにより生活動作を障害し，生命予後も大きく悪化させ，介護の必要性を増加させる要因となっている。

　骨粗鬆症の治療は骨折の予防が目的となり，骨の健康（骨量の維持増加，骨質の改善）を保ち，骨格の健全な形態と運動性を維持することを目標とする。実際の治療薬は骨代謝回転の種々の段階に作用する薬を用いる。すなわち，①骨吸収抑制薬，②骨形成促進薬，③活性型ビタミン薬，④その他を使用する（**表 9-3**）[2]。

表 9-3　骨粗鬆症治療薬の有効性の評価

分類	薬物名	骨密度	椎体骨折	非椎体骨折	大腿骨近位部骨折
カルシウム薬	L-アスパラギン酸カルシウム	B	B	B	C
	リン酸水素カルシウム				
女性ホルモン薬	エストリオール	C	C	C	C
	結合型エストロゲン[*1]	A	A	A	A
	エストラジオール	A	B	B	C
活性型ビタミン D_3 薬	アルファカルシドール	B	B	B	C
	カルシトリオール	B	B	B	C
	エルデカルシトール	A	A	B	C
ビタミン K_2 薬	メナテトレノン	B	B	B	C
ビスホスホネート薬	エチドロン酸	A	B	C	C
	アレンドロン酸	A	A	A	A
	リセドロン酸	A	A	A	A
	ミノドロン酸	A	A	C	C
	イバンドロン酸	A	A	B	C
SERM	ラロキシフェン	A	A	B	C
	バゼドキシフェン	A	A	B	C
カルシトニン薬[*2]	エルカトニン	B	B	C	C
	サケカルシトニン	B	B	C	C
副甲状腺ホルモン薬	テリパラチド（遺伝子組換え）	A	A	A	C
	テリパラチド酢酸塩	A	A	C	C
抗 RANKL 抗体薬	デノスマブ	A	A	A	A
その他	イプリフラボン	C	C	C	C
	ナンドロロン	C	C	C	C

＊1：骨粗鬆症は保険適用外
＊2：疼痛に関して鎮痛作用を有し，疼痛を改善する（A）
薬物に関する「有効性の評価（A，B，C）」
　骨密度上昇効果
　A：上昇効果がある，B：上昇するとの報告がある，C：上昇するとの報告はない
　骨折発生抑制効果（椎体，非椎体，大腿骨近位部それぞれについて）
　A：抑制する，B：抑制するとの報告がある，C：抑制するとの報告はない
（骨粗鬆症の予防と治療ガイドライン作成委員会編：骨粗鬆症の予防と治療ガイドライン
2015 年版，p.158，日本骨粗鬆症学会，2015 より転載）

（1）カルシトニン

【作用機序】破骨細胞や前破骨細胞のカルシトニン受容体に作用して，骨吸収を抑制する。

【適応】骨粗鬆症

【代表的薬物】エルカトニン，サケカルシトニン

【副作用】ショック，アナフィラキシー様症状，低カルシウム血症性テタニー

【禁忌】本剤成分過敏症既往歴

【服薬指導】注射後にかゆみや湿疹がある場合は医師に相談する。

（2）ビスホスホネート

【作用機序】ビスホスホネートは骨基質成分であるリン酸カルシウムと強く結合して安定となり骨吸収を抑制する。その結果，骨量を増やし骨折率を低下させる。消化管からの吸収が悪く，内服剤の場合，食物や他の薬剤と一緒に服用するとビスホスホネートの吸収が悪くなる。早朝空腹時に服用し，服用後 30 分は食事をとらないようにする。

【適応】閉経後骨粗鬆症患者の大腿骨頸部骨折などを予防する。

【代表的薬物】エチドロン酸二ナトリウム，アレンドロン酸ナトリウム水和物，リセドロン酸ナトリウム水和物

【副作用】消化器症状，食道潰瘍，顎骨壊死

【禁忌】骨軟化症，小児，腎障害

【服薬指導】乳製品などとは一緒に飲まず，十分な量の水とともに服用する必要がある。服用後少なくとも 30 分間は横にならない。服用中にあごや歯に違和感があったり，歯科治療を行ったりする場合には医師や薬剤師に相談する（顎骨壊死の危険性）。

（3）活性型ビタミン D₃

【作用機序】腸管からのカルシウムの吸収を促進し血中カルシウム濃度を維持する。また，骨吸収作用をもつ副甲状腺ホルモンを抑制するはたらきもある。骨量を増加し骨量の減少を抑え，骨折発生頻度を低下させる。

【適応】骨粗鬆症

【代表的薬物】アルファカルシドール，カルシトリオール，エルデカルシトール

【副作用】高カルシウム血症，尿路結石

【禁忌】高カルシウム血症

【服薬指導】カルシウム剤などをサプリメントとして用いている場合には医師や薬剤師に伝える。また，長期間服用している場合には3か月に1回程度は血液と尿のカルシウム濃度を測定する。

（4）女性ホルモン

【作用機序】骨量減少は女性ホルモンであるエストロゲン（卵胞ホルモン）の分泌低下が原因である。女性ホルモンを補うホルモン補充療法が効果的である。エストロゲンは骨吸収を抑えるはたらきのある薬剤で，骨量を増加させることによって骨折頻度を低下させる。

【適応】閉経後や卵巣を摘出している場合

【代表的薬物】エストリオール，結合型エストロゲン，エストラジオール

【副作用】性器出血，乳房痛，深部静脈血栓症，乳がん・子宮体がん発症率上昇

【禁忌】乳がん・子宮体がんの既往，深部静脈血栓症の既往

【服薬指導】服薬中は，自覚症状がなくても，半年から1年に1回は婦

人科検診を受けることが必要である。子宮体がん，乳がんの既往歴や家族歴のある場合，また，深部静脈血栓症の既往がある場合には，必ず医師に伝える必要がある。

（5）SERM

【作用機序】SERM（selective estrogen receptor modulator；選択的エストロゲン受容体モジュレーター）はエストロゲンが作用する組織のエストロゲン受容体に結合し，組織特異的にエストロゲン作用とエストロゲン作用抑制効果をもつ化合物群である。骨に対してはエストロゲン作用を発揮し，乳腺組織・子宮内膜に対してはエストロゲンのような刺激作用を発揮しない。

【適応】SERM には抗乳がん作用があるので閉経後比較的早期の女性では第一選択薬と言える。

【代表的薬物】ラロキシフェン塩酸塩，バゼドキシフェン酢酸塩

【副作用】深部静脈血栓症，肺塞栓症（エコノミークラス症候群）

【禁忌】深部静脈血栓症既往，肺塞栓症既往

【服薬指導】深部静脈血栓症の既往がある場合には，必ず医師に伝える。服薬中に歩行ができない場合や，足の痛みやむくみ，息苦しさが現れた場合は，医師に相談する（血栓症の危険性）。

（6）ビタミン K$_2$

【作用機序】ビタミン K$_2$ は骨基質タンパクであるオステオカルシンのグルタミン酸残基 γ-カルボキシル化の補酵素としてはたらき，骨形成促進作用を示す。

【適応】骨粗鬆症

【代表的薬物】メナテトレノン

【副作用】ワルファリンカリウムの作用減弱

【禁忌】本剤成分過敏症既往歴

【服薬指導】食後に服用する（空腹時には吸収低下が起こるため）。ワルファリンカリウムを服用している場合には医師に伝える。

（7）カルシウム

【作用機序】カルシウムは成人で1日600 mg必要と言われているが，骨粗鬆症の患者は1,000 mg程度の摂取が必要とされる。不足しているカルシウムを補う治療法であるが，カルシウム製剤はわずかに骨密度の増加作用を認めるのみで単独では骨折危険性の低下作用は弱いので，他の骨粗鬆症治療薬を使用する場合に基礎治療薬として用いる。

【適応】食事で十分にカルシウムが摂取できない患者

【代表的薬物】L-アスパラギン酸カルシウム水和物，リン酸水素カルシウム水和物

【副作用】高カルシウム血症

【禁忌】高カルシウム血症

【服薬指導】長期間服用している場合には3か月に1回程度は血液と尿のカルシウム濃度を測定する。

（8）副甲状腺ホルモン

【作用機序】副甲状腺ホルモンは持続投与した場合は骨吸収を示すが，間欠投与にすると骨形成促進作用が認められる。

【適応】骨形成促進作用を有する薬剤は副甲状腺ホルモン製剤以外にないので，複数の錐体骨折のある高齢の骨粗鬆症患者や，ビスホスホネートやSERMによる治療でも骨折を生じた患者に使用する。

【代表的薬物】テリパラチド，テリパラチド酢酸塩

【副作用】高カルシウム血症

【禁忌】高カルシウム血症

【服薬指導】血液中のカルシウム量が増えすぎる場合がある。同じく血液中のカルシウム濃度を増やすはたらきをもつ薬剤を併用している場合には副作用が出やすいので，医師や薬剤師に伝えることが大切である。

（9）抗 RANKL モノクローナル抗体

【作用機序】抗 RANKL（receptor activator of NF-κB ligand）モノクローナル抗体は，破骨細胞の分化誘導因子である RANKL を標的としたモノクローナル抗体製剤である。破骨細胞の分化を抑制し，最終的には骨の破壊を抑制させることで骨密度を増やす。

【適応】生体内での半減期が長く，半年に1回の皮下投与で十分な骨吸収抑制効果が得られる。

【代表的薬物】デノスマブ

【副作用】低カルシウム血症，顎骨壊死

【禁忌】重度の腎機能障害患者

【服薬指導】低カルシウム血症が起こる場合があるので，定期的に血液検査を受け，医師の指示どおりカルシウムやビタミン D を服用する必要がある。また，ごくまれに顎骨壊死という上あごと下あごの障害を引き起こすことがある。服用中にあごや歯に違和感があったり，歯科治療を行ったりする場合には医師や薬剤師に相談することが大切である。

170

引用文献

1) 日本糖尿病学会編著：糖尿病治療ガイド 2018-2019. 文光堂, 2018.
2) 骨粗鬆症の予防と治療ガイドライン作成委員会編：骨粗鬆症の予防と治療ガイドライン 2015 年版. 日本骨粗鬆症学会, 2015.

10 抗感染症薬と消毒薬

乾　啓洋

《**目標＆ポイント**》　感染症の原因となる細菌，ウイルス，真菌に対して用いられる薬物が作用する仕組みや適応，副作用などについて学ぶ。また，感染防止のために用いられる消毒薬の種類と特徴，使用上の注意点を理解する。
《**キーワード**》　抗菌薬，薬剤耐性，院内感染，抗ウイルス薬，消毒薬

1. 抗感染症薬

　感染症の治療を行うときには，「市中感染症」と「医療関連感染症」に区別して対応することが重要である。市中で発生する感染症とおもに院内で医療に関連して発生する感染症では，原因となる微生物（起因菌），起因菌の薬剤感受性，患者の状態（免疫不全など）が大きく異なるためである。

（1）市中感染症

　発熱の原因としては感染症（細菌，ウイルス，真菌など）だけでなく，悪性腫瘍，非感染性炎症疾患（膠原病など），薬剤熱なども考える。また，詐熱の除外のために目の前で体温を測定することも重要である。「発熱＝感染症」ではなく，「C反応性タンパク（C-reactive protein：CRP）上昇＝感染症」でもない。

　最も多い市中感染症は呼吸器感染症であり，そのなかの多くは「ウイルス性急性上気道炎」である。市中感染症におけるプライマリ・ケア医

の仕事は，莫大な「ウイルス性急性上気道炎」疑いの患者のなかから，「溶血連鎖球菌感染症」や「肺炎」などの抗菌薬（**表10-1**）投与が必要な症例を見つけ出すことである。抗菌薬は致命的な細菌感染症に対する唯一の治療薬である。間違っても「風邪」などのウイルス感染症に投与しない。「二次感染の予防」という根拠のない言い訳でも使用しない。もちろん，「患者の希望」も理由にはならない。抗菌薬の副作用は，患者が考えるよりはるかに多い。

　市中感染症と医療関連感染症では起因菌が異なる。細菌のなかでも，メチシリン耐性黄色ブドウ球菌（MRSA），緑膿菌などや真菌が市中感染の原因となることはまれである。培養で検出された場合に，これらの菌をむやみに治療対象としない。

　免疫不全者の感染症は一般的に市中感染症として扱わない。担がん患者，免疫抑制薬を用いている膠原病患者などが市中で感染症を起こした場合，通常とは異なる起因菌を想定する必要がある。免疫不全は，細胞性免疫不全・液性免疫不全・好中球減少症・皮膚バリアの障害に分類でき，それぞれにより想定される起因菌が変わる。

　腎盂腎炎は，発熱と肋骨脊柱角部（costovertebral angle：CVA）叩打痛があることで膀胱炎と区別できる。膀胱炎であれば，腎盂腎炎と比較して短期間の経口抗菌薬を投与するのみでよい。それに対し腎盂腎炎では菌血症を起こしやすく，原則として点滴治療を要し，治療期間も異なるため，この二者の区別が必要である。何となく「尿路感染症」と診断して抗菌薬投与期間が曖昧になるようなことは避けなければいけない。同様の理由で，「気道感染症」や「急性胃腸炎」など，曖昧な使いやすい病名を使用していると適切な治療はできない。

　抗菌薬の投与日数は疾患別に推奨されており，個々の判断で理由なく変更しない。たとえば四肢の代表的な感染症である蜂窩織炎の抗菌薬投

表 10-1　抗菌薬の分類

作用機序	抗菌薬分類				具体例
細胞壁合成阻害	βラクタム系	ペニシリン系			アンピシリン, アモキシシリン, ピペラシリン
		セフェム系	セファロスポリン系	第1世代	セファゾリン
				第2世代	セフォチアム
				第3世代	セフトリアキソン, セフタジジム
				第4世代	セフェピム
			セファマイシン系		セフメタゾール
		カルバペネム系			イミペネム, メロペネム
		モノバクタム系			アズトレオナム
	グリコペプチド系				バンコマイシン, テイコプラニン
細胞膜機能阻害	ポリペプチド系				ポリミキシンB
核酸合成阻害　DNA複製阻害	ニューキノロン系				シプロフロキサシン, レボフロキサシン
核酸合成阻害　RNA合成阻害	リファマイシン系				リファンピシン
タンパク合成阻害	アミノグリコシド系				ストレプトマイシン, カナマイシン, ゲンタマイシン
	マクロライド系				エリスロマイシン, クラリスロマイシン
	テトラサイクリン系				ミノサイクリン
	リンコマイシン系				クリンダマイシン
	オキサゾリジノン系				リネゾリド
	クロラムフェニコール				
葉酸合成阻害	サルファ薬				スルファメトキサゾール
	トリメトプリム				

（櫻井　隆、他編：疾病の回復を促進する薬．p.152，放送大学教育振興会，2017 より転載）

与期間は 10〜14 日間であるが，MRI（magnetic resonance imaging；磁気共鳴画像法）検査などで骨髄への炎症波及が確認された場合，骨髄炎として 4〜6 週間の抗菌薬投与が必要となる。

膿瘍形成や人工物の感染が疑われる場合，いたずらに抗菌薬で経過を観察しない。潔く内科的治療に見切りをつけて外科的治療に踏みきることが重要である。

適切な抗菌薬の治療を行うことで，薬剤耐性菌の発生を抑えることができる。薬剤耐性菌をつくらないように適切な治療を行うことは，感染症診療の未来を考えるうえで非常に重要なことである。

Key word

a）de-escalation（デ・エスカレーション）

抗菌薬開始後も感染部位，原因菌の検索を続けることは重要である（ただし，不必要な培養検査をしない）。部位や原因菌が判明した場合，耐性検査の結果などを考慮し抗菌薬のスペクトラムを狭める。「効いているから変えない」という考えは誤っている。

b）empiric therapy（エムピリックセラピー）

「経験に基づく治療」と訳されるが，大切なのはこの「経験」が「個人の経験ではない」ということである。どこの臓器の，どの微生物による感染症かを推定し，ガイドラインに基づき，個々の施設のローカルファクターを加味して（専門家に相談して），本当に待てない場合のみに，止むを得ず抗菌薬を使用することを empiric therapy とよぶ。

c）ニューキノロン

ニューキノロンの決定的な弱点は，嫌気性菌への作用が弱いことである。このため，誤嚥の関与を疑わせる肺炎（＝高齢者の肺炎のほとんど）では第一選択とならない。また，本邦では欧米に比較し結核の有病

率が非常に高く，結核に中途半端に効いてしまうという観点からも，ニューキノロンの選択には注意を要する。

　ニューキノロンは，抗緑膿菌作用がある唯一の経口抗菌薬である。このことを常に頭において（将来，自分の孫の世代が困らないために）使用には慎重になるべきである。すべての抗菌薬は，「抗緑膿菌作用のあるもの」と「無いもの」に二分される。このため，感染症患者を診たときに，緑膿菌感染症の可能性を考えることは重要である。

　　①一か月以内に入院歴がある

　　②慢性呼吸器疾患（慢性閉塞性肺疾患〈chronic obstructive pulmonary disease：COPD〉）がある

　　③抗菌薬で繰り返し治療されている

などの患者では緑膿菌感染症の可能性を考え，抗緑膿菌作用のある抗菌薬を選択する。大切なのは，それ以外の患者に抗緑膿菌作用のある抗菌薬を使用しないことである。いずれにしろ，緑膿菌の肺炎が疑われるような患者は入院のうえで点滴治療をするべきである。

d）薬剤耐性

　1980 年代から，抗菌薬の不適切な使用などによって薬剤耐性菌が増加してきている。その一方で，新たな抗菌薬の開発は減少しており，耐性菌をつくらないための対策が求められてきた。2015（平成 27）年 5 月の世界保健機関（World Health Organization：WHO）総会で，薬剤耐性（antimicrobial resistance：AMR）に関するグローバル・アクション・プランが採択され，加盟各国は 2 年以内に薬剤耐性に関する国家行動計画を策定することとなった。本邦においても 2016（平成 28）年 4 月に同関係閣僚会議で AMR アクションプランが決定され，さまざまな角度から薬剤耐性をつくらないための取り組みが行われている。

176

（2）医療関連感染症

　入院患者の状態が悪化した場合，優れた臨床医は自分が行った診療行為を再確認する。発熱した場合も同様であり，まずは薬剤性の発熱や医療関連感染症を考えるべきである。

　医療関連感染症の代表は，カテーテル関連血流感染症（catheter related blood stream infection：CRBSI）である。CRBSIを理解すると，医療関連感染症が抱える問題点が見えてくる。CRBSIのほか，院内肺炎，尿路感染症，手術部位感染症，抗菌薬関連腸炎が代表的な院内発生の感染症である。CRBSI予防で最も重要なのは，不必要なカテーテル挿入を行わないこと，不要になったらすぐ抜去することである。

　医療関連感染症での抗菌薬選択においては，①抗MRSA薬，②抗緑膿菌作用のある抗菌薬を使用するかの判断が重要になる。抗菌薬は，①なるべく頻回に投与すべきもの，②なるべく少ない回数で投与すべきものに大別されるので注意が必要である（**表10-2**）。

　CRBSIの起因菌で最多なのは，黄色ブドウ球菌やコアグラーゼ陰性ブドウ球菌（表皮ブドウ球菌などの仲間）などのグラム陽性菌であり，メチシリン耐性の菌も少なくない。このため治療の中心はバンコマイシ

表10-2　抗菌薬投与間隔

・なるべく頻回に投与すべきもの
　　β-ラクタム系
　　（ペニシリン・セフェム・カルバペネム）

・なるべく少ない回数で投与すべきもの
　　ニューキノロン
　　アミノグリコシド
　　マクロライド

（櫻井　隆，他編：疾病の回復を促進する薬，p.155，放送大学教育振興会，2017より転載）

ンとなる。「バンコマイシン ＝ MRSA 治療薬」ではなく，「バンコマイシン ＝ グラム陽性菌治療薬」である。ただし，メチシリン感受性のブドウ球菌と判明したら，ただちに第一世代セフェム（セファゾリン）に de-escalation する。

　腎機能障害はバンコマイシン使用不可の理由とはならない。障害の程度に合わせ，量を調節して使用することが可能である。投与後に薬剤血中濃度測定を行い，投与量を調整することが重要である。

Key word
a）抗菌薬関連腸炎
　抗菌薬を使用することにより，腸内の正常細菌叢が乱れ，クロストリジウムなどの細菌が増加し発症する腸炎のこと。肉眼的には偽膜性腸炎となることが多い。治療の基本は抗菌薬の中止である。抗菌薬関連腸炎自体の治療薬はメトロニダゾールとバンコマイシンであるが，バンコマイシンは本来切り札として温存すべきである。メトロニダゾールを使いこなしている医師は，感染症を理解している医師と言える。

b）周術期の抗菌薬投与
　周術期の抗菌薬投与において，本邦ではガイドラインに基づかず不適切に行われているとの指摘が多い。抗菌薬は執刀前 60 分以内に開始，執刀開始時までに投与終了しているのが原則である。執刀後 3 時間でも術操作継続中の場合は追加投与を行い，その後も 3 時間ごとに反復する。投与期間は原則的には術中のみでよい。一般に推奨される抗菌薬を科別に示す（**表 10-3**）。歯科治療時の抗菌薬も，本邦では過多に処方されている。

c）投与期間
　感染症に対する抗菌薬の投与期間は規定されているものが多い（**表**

表 10-3　周術期予防投与

皮膚・整形・食道・胃・肝胆膵・呼吸器 乳腺・婦人科・泌尿器・脳外科 ・セファゾリン（半減期 1.8 時間） 　　黄色ブドウ球菌に対して最も抗菌力が強い
大腸（婦人科） ・セフメタゾール（半減期 1.2 時間） 　　黄色ブドウ球菌＋腸管内嫌気性菌

＊第 3・4 世代セフェム・カルバペネム・キノロンを用いない
＊耳鼻咽喉科・眼科・口腔外科では見解が一定していない
（櫻井　隆，他編：疾病の回復を促進する薬，p.156，放送大学教育振興会，2017 より転載）

10-4)[1]。たとえば心内膜炎では，菌の種類により細かく日数が規定されたガイドラインが存在する。しかしながら，肺炎に関しては複数の意見があり，実際には「咳が残る」「CRP が陽性」などの理由で抗菌薬による治療期間が延長されていることも少なくない。胸部レントゲン写真での異常も長期に残存する可能性もあり，抗菌薬投与期間の参考にはならない。CRP やレントゲン所見が正常化しないからといって，むやみに継続しない。解熱して，呼吸数が減り，見た目にも元気になってくれば肺炎は軽快している。

　重要な事項として，血液培養から菌が検出された肺炎の場合の診断は「菌血症」であり，臨床症状や検査データにかかわらず，原則として抗菌薬投与は経静脈で最低 14 日間行うことを忘れてはいけない。

d）点滴抗菌薬

　外来や往診で点滴抗菌薬を使用しているプライマリ・ケア医も少なくない。抗菌薬の経静脈投与において，その投与回数は大変重要である。肺炎の治療においては β ラクタム系抗菌薬（ペニシリン・セフェム・

表 10-4　標準的な抗菌薬投与期間

部位	疾患	投与期間
骨	骨髄炎	4～6 週
耳鼻咽喉	中耳炎	5～7 日
	副鼻腔炎	10～14 日
	A 群溶連菌咽頭炎	10 日
肺	肺炎	
	肺炎球菌	7～10 日 or 解熱後 3 日
	インフルエンザ菌	10～14 日
	マイコプラズマ	14 日
	レジオネラ	21 日
	膿胸	10～14 日
心臓	感染性心内膜炎	
	α 連鎖球菌	2～4 週
	黄色ブドウ球菌	4～6 週
消化管	腸炎	
	赤痢菌	3～5 日
	サルモネラ	14 日
	腹膜炎	
	特発性	5 日
	二次性	10～14 日
肝胆膵	肝膿瘍	
	細菌性	4～8 週
	アメーバ性	10 日
尿路	膀胱炎	3 日
	急性腎盂腎炎	14 日
	同・再発	6 週
	慢性前立腺炎	1～3 か月
髄腔	髄膜炎	
	インフルエンザ菌	7～10 日
	髄膜炎菌	7～10 日
	肺炎球菌	10～14 日
	リステア	21 日
菌血症	菌血症	
	CNS	5～7 日
	黄色ブドウ球菌	14 日（～28 日）
	グラム陰性桿菌	10～14 日
	カンジダ	血液培養陰性化後，14 日間

（藤本卓司：感染症レジデントマニュアル，第 2 版，p.26，医学書院，2013 より一部改変，転載）

カルバペネムなど）が第一選択となることが多い。一般的にペニシリン系は6時間ごと，セファロスポリン系・カルバペネム系は8時間ごとの投与が推奨される。βラクタム系抗菌薬で1日1回投与が可能なのはセフトリアキソン（ロセフィン®など）のみである。カルバペネムなど，セフトリアキソン以外のβラクタム系抗菌薬を外来や往診で1日1回だけ投与しても効果は全く期待できず，副作用や耐性菌のリスクを増やすだけの避けるべき行為である。

　高齢者だからといってむやみに投与回数を減らすと，不十分な治療になる。最低限，推定糸球体濾過量（eGFR）と投与量の一覧表を確認してから量・回数を決定する。

　ニューキノロン系抗菌薬は経口からの吸収が良好であり，通常は注射薬を使用する必要はない。

（3）抗ウイルス薬

　インフルエンザ治療には抗ウイルス薬が多用されているが，副作用・効果・費用の面で問題が多い。日本ではオセルタミビル（タミフル®）耐性のインフルエンザウイルスが流行し話題となったこともある。また，抗インフルエンザ薬と異常行動との関連が疑われ，社会的な問題になった。過去には，世界中のオセルタミビルの実に70%以上を日本で使用していたとの報告もある。オセルタミビルは，発熱を未治療に対し21時間早く軽快させる，合併症や入院を減らすという効果は証明されていない。解熱薬とオセルタミビルの効果は大差がないということになる。専門家の多くは「来るべく新型インフルエンザ大流行に対し，今は温存して耐性化を防ぐべき」と言っている。感染してから治療を考えるのではなく，日頃からワクチンを中心とした予防に力を入れるべきである。

　抗ウイルス薬は内服薬のオセルタミビルをはじめとして，ザナミビル

（リレンザ®）やラニナミビル（イナビル®）といった吸入薬，ペラミビル（ラピアクタ®）という注射薬が使われてきたが，それらはノイラミニダーゼ阻害薬という同一の作用機序をもつ薬剤である。2018（平成30）年 3 月に Cap 依存性エンドヌクレアーゼ阻害薬であるバロキサビル（ゾフルーザ®）という新しい作用機序をもつ抗インフルエンザ薬が発売された。しかし，この薬剤についても耐性ウイルスの問題が話題となっており，抗インフルエンザ薬の適正使用は重要な課題となっている。

　インフルエンザ脳症では，発熱中に急激な意識障害，けいれん，嘔吐，頭痛などがみられる。乳幼児に好発し，死亡率は 20〜30％と予後不良である。解熱薬のジクロフェナク（ボルタレン®など）やメフェナム酸（ポンタール®など）との関連性が疑われている。

（4）感染制御（感染対策）

　2009（平成 21）年 WHO は，ウイルス，細菌，寄生虫などの病原体が伝播していく状況を 5 段階で説明している。

　　第 1 段階：患者の皮膚や患者の周囲の環境に微生物が存在する。
　　第 2 段階：医療従事者の手によって微生物が運搬される。
　　第 3 段階：微生物は手の皮膚上に最低でも数分間は生存している。
　　第 4 段階：医療従事者による手指衛生の未実施，または不適切がある。
　　第 5 段階：汚染された手指が別の患者と直接接触，あるいは患者が直接触れる可能性のある環境に接触する。

　感染症の発生・伝播を防ぐ「感染対策」は，①標準予防策と②感染経路別予防策の 2 種類に分けることができる。標準予防策はすべての患者に適用され，特に必要な感染症の場合に感染経路別予防策が追加される。

　アメリカ合衆国疾病予防管理センター（Centers for Disease Control

and Prevention：CDC）では，標準予防策（standard precaution）を"目に見える血液・体液・排泄物などに触れる場合に実施する対策のこと"と定義しており，すべての患者に対して行うべきものとしている。具体的には，汗以外の体液・血液・粘膜・傷のある皮膚は感染症の恐れがあるとする考え方である。つまり，血液検査の結果がB型肝炎やC型肝炎，ヒト免疫不全ウイルス（human immunodeficiency virus：HIV）感染症だから感染対策を行うのではなく，感染症の有無にかかわらず標準予防策が必要になる。標準予防策の基本は石鹸による手洗いやアルコール消毒である。個人防御具としては，手袋，マスク，プラスチックエプロン，ガウン，必要に応じてゴーグルやフェイスシールドを用いる。

　汚染された手で次の患者に触れれば病原菌は伝播する。また，人工呼吸器や尿道カテーテルなども感染源になり，接触した場合には手洗いを行わなければならない。ウイルス，細菌など病原体の種類によって持続時間に違いはあるが，その感染力は保持されることが知られている。また，手指衛生を行っても濡れた手は細菌をより多く運ぶことが知られており，ペーパータオルなどでよく拭くことが必要である。

　標準予防策に加え，伝染性・病原性の強い感染症患者には感染経路別予防策が適用される。感染伝播の種類により，空気感染・飛沫感染・接触感染に大別され，それぞれに対応した感染症予防策が必要となる。最も大切なのは，空気の流れを管理する必要があるかどうかである。

　空気感染はおもに結核・麻疹・水痘によって起こり，これらは空気のコントロールが必要な感染症である。もし疑いがあれば，ただちに陰圧室での個室管理や適切な医療機関への転送などが必要となる。患者はサージカルマスク，対応する医療者はN95マスクを使用する。

　飛沫感染は，咳やくしゃみで伝播する感染で，風疹やインフルエン

ザ，流行性耳下腺炎などがあげられるが，空気の管理は必要なく，患者間の距離が十分であればカーテンでの遮蔽でも伝播が防げる。患者・医療者ともにサージカルマスクの使用でよい。

　接触感染を起こす代表的な病原体は MRSA，病原性大腸菌などであり，これらも空気の管理は必要ない。手指のアルコール消毒，手袋やプラスチックエプロンの着用，医療器具の専用化などを行う。個室収容は必須ではない。ただし，ノロウイルスやクロストリジウムはアルコール耐性であり，石鹸を用いた流水での手洗いが予防の中心となる。

2．消毒薬

（1）消毒とは

　「消毒」とは，「生存する微生物の数を減らす」ために用いられる処置法である。「滅菌」という言葉があるが，これは「すべての微生物が死滅する」ために用いられる処置法であり，消毒とは異なる。

　消毒には大きく分けて，消毒薬を用いる化学的消毒法と，熱水や湿熱，紫外線などを用いる物理的消毒法の2つがある。消毒は必ずしも微生物すべてを死滅・除去しないものではあるが，本項で述べる消毒薬による化学的消毒法は簡便で特別な設備を必要としないため，日常的に頻繁に用いられている。

（2）消毒のしくみ

　消毒薬のおもな作用機序は，微生物の細胞壁，細胞質膜，細胞質，核酸などに対する化学的な反応（酸化，凝固，重合，吸着，溶解など）である。このため，十分な作用効果を発揮させるためには一定の条件を整える必要がある。

　条件としてあげられるのは，以下のとおりである。

■消毒薬が消毒の対象物や対象微生物に適合する

　消毒のレベルや対象により，さまざまな組み合わせがある。これは後ほどまとめて述べることにする。

■消毒前に十分洗浄する

　消毒する対象物の表面が，血液などのタンパク成分や細菌が分泌する粘液成分により形成されたバイオフィルムといった有機成分で汚染されていると，消毒薬の効果は減弱する。ゆえに，消毒前に対象物を十分洗浄しておく必要がある。なかにはブラッシングの併用が必要な場合もある。

■濃度と作用時間を適切に設定する

　消毒薬を作用させる方法として，おもに4通りの方法がある。

　　　▼浸漬法：消毒薬を入れた容器に消毒対象物を漬け入れる
　　　▼清拭法：消毒薬をしみ込ませた布などで表面を拭き取る
　　　▼散布法：スプレーで消毒薬を撒く
　　　▼灌流法：細い内腔構造をもつ対象物に消毒薬を灌流させる

いずれの方法を用いても，必要な消毒薬の濃度と作用時間が確保されなくてはならない。

■消毒薬の保管を適切に行う

　消毒薬には化学的に不安定なものもあるため，熱や直射日光を避けるなど，決められた保管方法を遵守する必要がある。また，一度開封すると消毒薬自体への微生物混入の危険が高まるため，基本的には1回の消毒行為で使い切ることが望ましい。近年は1回分ごとに個別包装された消毒薬も数多く市販されており，これらを用いるのも確実である。

（3）消毒薬の種類と対象微生物

　消毒薬はその効力により，高水準,中水準,低水準消毒に分類されている。
　表10-5に消毒薬の分類とおもな消毒薬，対象となる微生物を示す。

表 10-5　消毒レベルと消毒薬の種類、有効な微生物

消毒レベル	消毒薬	芽胞を形成する細菌	ウイルス（エンベロープなし）	ウイルス（エンベロープあり）	真菌	抗酸菌	一般細菌
高水準消毒（high-level disinfection）芽胞が多数存在する場合を除き、すべての微生物を死滅させる	アルデヒド系（グルタラール、フタラール）	○	◎	◎	◎	◎	◎
	過酢酸	○	◎	◎	◎	◎	◎
中水準消毒（intermediate-level disinfection）結核菌、栄養型細菌、ほとんどのウイルス、ほとんどの真菌を殺滅するが、必ずしも芽胞を殺滅しない	次亜塩素酸系（次亜塩素酸ナトリウムなど）	○	○	◎	◎	◎	◎
	ヨードホール・ヨード系（ポビドンヨード、ヨウ素系など）	×	×	◎	◎	◎	◎
低水準消毒（low-level disinfection）ほとんどの栄養型細菌、ある種のウイルス、ある種の真菌を殺滅する	アルコール系（エタノール、イソプロパノールなど）	×	×	◎	◎	◎	◎
	フェノール系（フェノール、クレゾールなど）	×	×	◎	○	◎	◎
	第四級アンモニウム塩（ベンザルコニウム塩化物、ベンゼトニウム塩化物など）	×	×	×	○	×	◎
	クロルヘキシジン（クロルヘキシジングルコン酸塩）	×	×	×	×	×	○
	両性界面活性剤（アルキルジアミノエチルグリシン塩酸塩など）	×	×	×	×	×	○

（有効な微生物は大枠を示したものであり、微生物によっては例外もあるため、使用の都度調べることを推奨する。）

（櫻井　隆、他編：疾病の回復を促進する薬, p.163, 放送大学教育振興会, 2017 より転載）

消毒薬の使い分けにおいて重要なのは以下の2点である。

■芽胞を形成する細菌に有効かどうか

芽胞とは，細菌が形成する生存に不利な環境下でも耐えうる構造物であり，高レベルの消毒薬を用いても除去が不十分となることがある。

■エンベロープをもたないウイルスに有効かどうか

ウイルスには，エンベロープとよばれる脂溶性の外膜をもつものともたないものがあり，この有無が消毒薬抵抗性に大きく関与する。エンベロープをもたないウイルスは消毒薬抵抗性が高い。たとえば，冬期の急性胃腸炎の原因として有名なノロウイルスやロタウイルスはエンベロープをもたないため，アルコールには抵抗性を示す。

消毒薬は化学物質でもあるため，消毒した物品を使用する人や消毒作業をする人，周囲環境への毒性にも注意を払う必要がある。これは消毒薬の選択や廃棄の方法にも大きくかかわってくるものである。たとえば高水準消毒に用いられるアルデヒド系消毒薬は，蒸気吸入による結膜炎，鼻炎，喘息，あるいは付着による皮膚炎が報告されており，作業空間の空気中に含まれるアルデヒド濃度が規定されている。また，中水準消毒に用いられるフェノール系消毒薬は，水質汚濁防止のために廃棄時の濃度を規定以下に薄めなくてはならない。

（4）消毒の対象物と消毒薬の選択

消毒の対象物は，皮膚や粘膜といった人体と，使用する器具の2つに分類される。

■皮膚の消毒

皮膚の消毒の例としては，採血や注射の部位の消毒があげられる。速効性と速乾性が高いアルコール製剤を用いることが多い。一方，ポビドンヨードを含む製剤は皮膚が茶色く着色し，乾燥までに時間を要する

が，消毒効果はアルコールより長く持続する。いずれも十分量塗布し，乾燥するまで接触時間をとる必要がある。

■傷の消毒

　一般的に，創傷は高度に汚染されている可能性が高いため，まずは生理食塩水などを用いて十分な洗浄を行うことが重要である。消毒薬は細胞毒であり，創傷にむやみに使用するとかえって治癒を遅らせる可能性がある。用いられる消毒薬としては，10%ポビドンヨード液，0.05%クロルヘキシジン液，ヨードチンキ，オキシドールがある。なかでもオキシドールは比較的毒性が低く，発泡による洗浄効果も期待して用いられることがある。一方，最近では縫合された手術創は毎日消毒を行わず，術後 24〜48 時間，滅菌されたシート状のドレッシング材で覆うという方法が一般的となってきている。褥瘡（床ずれ）については十分な洗浄が最も重要と考えられており，消毒の効果については今のところ定説がない。

■粘膜の消毒

　粘膜の処置は，皮膚の傷の消毒に準じる。用いられる消毒薬としては10%ポビドンヨード液，0.02〜0.025%ベンザルコニウム塩化物液，0.02〜0.025%ベンゼトニウム塩化物液がある。日本においてはクロルヘキシジンの粘膜適用は禁忌とされている。

■器具・設備の消毒

　一般的な家庭や職場においては，器具や設備の消毒はあまり行われる機会がないと思われる。この項目は家族内や職場内での感染症拡散を防ぐための参考にされたい。大まかには，健常でない皮膚や粘膜に触れるものは高水準‐中水準，健常な皮膚には触れるが粘膜には触れないものは低水準‐中水準消毒が用いられる。

　大量調理施設における食器の消毒については，物理的消毒にあたる熱

水洗浄を使用しない場合には，200 ppm（0.02%）次亜塩素酸ナトリウムに5分間以上浸漬する方法がとられている。浴槽や洗面台などの共用部分を介した感染伝播が問題となる場合には，0.2%ベンザルコニウム塩化物液，0.2%ベンゼトニウム塩化物液または0.2%アルキルジアミノエチルグリシン塩酸塩液で清拭して消毒し，熱水ですすぐとよい。洋式トイレの便座，フラッシュバルブ，水道ノブなどの消毒が必要な場合

表10-6　特定の対象微生物と有効な消毒薬

対象微生物	消毒薬と濃度
芽胞を形成する細菌	徹底的な洗浄・清拭
ノロウイルスやポリオウイルスなどエンベロープのないウイルス	500〜1,000 ppm（0.05〜0.1%）次亜塩素酸ナトリウム液（場合により5,000 ppm）
HBVなど血中ウイルス（エンベロープあり）	1,000 ppm（0.1%）次亜塩素酸ナトリウム液（血液自体の消毒は5,000〜10,000 ppm） アルコール
インフルエンザウイルスなどエンベロープのあるウイルス	アルコール
結核菌	アルコール 0.5〜1%クレゾール石ケン液 0.2〜0.5%アルキルジアミノエチルグリシン塩酸塩液 1,000 ppm（0.1%）以上の次亜塩素酸ナトリウム液（低濃度では無効，場合により5,000 ppm）
低水準消毒薬に抵抗性を示すグラム陰性菌（湿潤した表面）	200〜1,000 ppm（0.02〜0.1%）次亜塩素酸ナトリウム液

（櫻井　隆，他編：疾病の回復を促進する薬，p.166，放送大学教育振興会，2017より転載）

には，アルコール系消毒薬で清拭する。一般に常に湿潤している物品・環境においては，緑膿菌やセラチアなどグラム陰性桿菌が繁殖することがあり，低水準消毒薬に抵抗性をもつ場合がある。消毒が必要な場合には，熱水，500 ppm（0.05％）次亜塩素酸ナトリウム液，またはアルコール系消毒薬で中水準消毒を行うことが望ましい。血液や下痢便，吐物などの体液で汚染された物品・環境については，まず物理的に拭き取る・洗浄するなどして除去し，1,000 ppm（0.1％）次亜塩素酸ナトリウム液を用いて清拭消毒する。物理的な除去が行えない場合には，5,000～10,000 ppm（0.5～1％）の次亜塩素酸ナトリウム液を用いる。場合によりアルコールで清拭する。

　接触伝播するウイルスなど特定の微生物を対象とする場合には，**表10-6** に示すように特定の消毒薬を用いる必要がある。

引用文献

1）藤本卓司：感染症レジデントマニュアル．第 2 版，医学書院，2013.

参考文献

ⅰ）徳田安春総監修：新・総合診療医学　病院総合診療医学編．第 3 版，カイ書林，2019.

ⅱ）吉田製薬文献調査チーム著，大久保憲監，小林寛伊指導：消毒薬テキスト第 5 版　エビデンスに基づいた感染対策の立場から．2016.
http://www.yoshida-pharm.com/2012/text_supervision/（2020 年 2 月 15 日アクセス）

ⅲ）笹原鉄平：適切な消毒薬とその使い方は？　上原由紀，他編：臨床感染症ブックレット〈8〉，感染症の予防や制御に必要なことを実践する．pp.118-122，文光堂，2013.

11 | 抗アレルギー薬，抗炎症薬，免疫調整薬

乾　啓洋

《**目標＆ポイント**》　人の身体に異物が侵入すると身体を防御する免疫系がはたらく。免疫応答が過剰に起こった場合などに用いられる免疫応答を調節する薬について学ぶ。また，ステロイド・非ステロイド性抗炎症薬の作用の仕組み，適応および副作用など臨床上の注意点について学ぶ。

《**キーワード**》　抗アレルギー薬，非ステロイド性抗炎症薬，ステロイド性抗炎症薬，免疫抑制薬，免疫増強薬・予防接種薬

1．抗アレルギー薬

（1）アレルギー

　アレルギーは，発症の機序に基づいて4つのタイプに分類するとよい（**表 11-1**：クームス分類）。たとえばペニシリンアレルギーでは，Ⅰ～Ⅳのすべての形をとりうる。タイプによって発症までの時間や様式が違い，対応も変わってくるので注意が必要である。つまり，投与から2日経っていても，皮疹がなくても，好酸球が上昇しなくても，ペニシリンアレルギーの可能性はあるのである。

　Ⅰ型アレルギーは，抗原（病原体，花粉，薬剤など）とIgE抗体の結合体が肥満細胞（マスト細胞）などのIgE受容体に作用し，ヒスタミン，セロトニン，ロイコトリエンなどを放出させることにより起きる。ヒスタミンには血管拡張作用があり，鼻水やくしゃみが発生する。これを抑制するのが抗ヒスタミン薬である。

表 11-1　アレルギーのクームス分類

反応型	代表的な名称	機序	代表的な疾患
Ⅰ型	即時型	アレルゲンの侵入により IgE 抗体が作り出され，再びアレルゲンが侵入することで反応を起こし，マスト細胞から化学伝達物質が放出されて起こる。	アトピー性皮膚炎，気管支喘息，蕁麻疹，花粉症，アナフィラキシー，食物アレルギー
Ⅱ型	細胞傷害型	抗原に対して作られた抗体が赤血球，白血球，血小板などを破壊。補体が活性化される。	自己免疫性溶血性貧血，血小板減少症，不適合輸血，重症筋無力症
Ⅲ型	免疫複合体型	抗原と抗体の複合体が血中を循環し，肺や腎臓などの小血管に付着して炎症を起こすもの。	糸球体腎炎，血管炎の一部，血清病，慢性関節リウマチ，全身性エリテマトーデス，過敏性肺炎，アレルギー性気管支炎
Ⅳ型	遅延型	抗原が T リンパ球に作用し，リンフォカインが放出されて炎症が起こる。	アトピー性皮膚炎，臓器移植後の拒絶反応，アレルギー性接触性皮膚炎

（櫻井　隆，他編：疾病の回復を促進する薬，p.169，放送大学教育振興会，2017 より転載）

（2）抗ヒスタミン薬

　抗ヒスタミン薬は，ヒスタミンと競合的に拮抗しレセプターをブロックする。H_1 ブロッカーと H_2 ブロッカーとがあるが，一般に H_1 ブロッカーを抗ヒスタミン薬とよぶことが多い（H_2 ブロッカーは抗潰瘍薬として広く用いられている）。抗ヒスタミン薬は，種々のアレルギー性疾患（蕁麻疹，アレルギー性鼻炎，花粉症，結膜炎），痒みの緩和や酔い止め，総合感冒薬にも用いられている。

　抗ヒスタミン薬は，第一世代（古典的抗ヒスタミン薬）と第二世代（抗アレルギー薬ともよばれる）に分類される（**表 11-2**）。さらに第二世代抗ヒスタミン薬は，中枢作用の低いものとそうでないものに区別さ

表 11-2　代表的な抗アレルギー薬

	一般名	代表的な商品名
第一世代抗ヒスタミン薬	ジフェンヒドラミン塩酸塩	レスタミン
	クレマスチンフマル酸塩	タベジール®
	d-クロルフェニラミンマレイン酸塩	ポララミン®
	塩酸トリプロリジン	
	プロメタジン塩酸塩	ヒベルナ®，ピレチア®
	ホモクロルシクリジン塩酸塩	
	ヒドロキシジン塩酸塩	アタラックス®
	シプロヘプタジン塩酸塩水和物	ペリアクチン
第二世代抗ヒスタミン薬	ケトチフェンフマル酸塩	ザジテン®
	アゼラスチン塩酸塩	アゼプチン®
	オキサトミド	
	メキタジン	ニポラジン®, ゼスラン®
	エピナスチン塩酸塩	アレジオン®
	エバスチン	エバステル®
	セチリジン塩酸塩	ジルテック®
	ベポタスチンベシル酸塩	タリオン®
	フェキソフェナジン塩酸塩	アレグラ®
	オロパタジン塩酸塩	アレロック®
	ロラタジン	クラリチン®
	レボセチリジン塩酸塩	ザイザル®
	デスロラタジン	デザレックス®
	ビラスチン	ビラノア®
抗ヒスタミン作用をもたない抗アレルギー薬	クロモグリク酸ナトリウム トラニラスト	インタール® リザベン®

（櫻井　隆，他編：疾病の回復を促進する薬，p.170，放送大学教育振興会，2017 より一部改変，転載）

れている。一般的に第二世代の抗ヒスタミン薬は第一世代よりも効果が高く，有用性も高い。第二世代抗ヒスタミン薬の適応は拡大しており，今後はさらに第一世代から第二世代への移行が進むと思われる。

　第一世代抗ヒスタミン薬は覚醒中枢を抑制し，鎮静や催眠作用などの副作用をもたらす。脳内に移行した抗ヒスタミン薬が，脳賦活作用をもつヒスタミンと受容体との結合を競合的に阻害するために起こるものと考えられている。この作用を利用して，ヒドロキシジン塩酸塩（アタラックス®）は鎮静薬（抗不安薬）として使用されており，ジフェンヒドラミン塩酸塩（ドリエル®）は2003（平成15）年に睡眠改善薬として初めて市販が認可された。

　抗コリン作用（眼圧上昇，尿閉，口渇や胸焼け）も第一世代抗ヒスタミン薬でよく認められる副作用であり，第二世代抗ヒスタミン薬では少ない。このため，緑内障患者や，前立腺肥大など下部尿路に閉塞性疾患のある患者は，第一世代抗ヒスタミン薬の服用を避ける必要がある。

2．抗炎症薬

（1）炎症

　炎症とは，発赤，熱感，腫脹，疼痛，機能障害の5徴候を認める病態であり，細菌感染・外傷・アレルギーなどの物理的・化学的刺激により引き起こされる。たとえば，疼痛だけがある「関節痛」と，5徴候を伴う「関節炎」は別の状態である。インフルエンザで関節が痛くなるのは「関節痛」であり，「関節炎」が認められた場合は他の疾患を想起する必要があるため，この区別は重要である。局所に炎症性刺激が加わると，細胞膜から遊離するアラキドン酸や肥満細胞から放出される血管透過性亢進因子（ヒスタミン，プロスタグランジン，ロイコトリエンなど）により「滲出」が起こり，炎症性サイトカインが放出→白血球遊走→異物

処理→組織破壊→肉芽組織となり治癒に至る。白血球遊走により，ブラジキニンなどの発痛物質あるいは発痛増強物質が産生・遊離される。滲出と白血球遊走は，発赤，腫脹，疼痛を発現させて生体に傷害的に作用するが，一方で抗体や補体により異物や細菌を貪食・処理し，血管外に漏出したフィブリノーゲンがフィブリン網をつくることで，細菌や異物の拡散を防止する役割も果たしている。

　抗炎症薬の作用機序を考えるとき，アラキドン酸代謝を理解することが重要である。アラキドン酸は前述したように，炎症性刺激によってホスホリパーゼ A_2 が細胞膜に作用することで遊離される。遊離されたアラキドン酸は，シクロオキシゲナーゼ（cyclooxygenase：COX）によりプロスタグランジンへと変換される。プロスタグランジンは局所での血流増加作用や血管透過性亢進作用などを示し，炎症を増強させる。別の代謝経路ではアラキドン酸がリポキシゲナーゼによりトロンボキサンを産生し，血管透過性亢進作用や白血球遊走作用などを示す。

（2）抗炎症薬
a）ステロイド性抗炎症薬
　副腎皮質ステロイドには，糖質コルチコイド，鉱質コルチコイド，副腎アンドロゲンが含まれる。おもに免疫抑制薬として気管支喘息や膠原病などで使用されることが多い。

【作用機序】抗炎症作用は，ホスホリパーゼ A_2 を阻害することによりプロスタグランジンの産生を抑制して発現される。また，ロイコトリエンを抑制することで白血球遊走や活性化を抑制する。糖質コルチコイド受容体に結合して抗炎症タンパクの転写を促進し，炎症性サイトカインの転写を抑制することでも抗炎症作用を示している。

【分類】副腎皮質ステロイドは，その種類によってコルチコイドの作用

表11-3　副腎皮質ステロイドの種類

ステロイド種類	コルチコイド作用（力価比）		半減期（時間）
	糖質	鉱質	
コルチゾール	1	1	8～12
プレドニゾロン	4	0.8	12～36
メチルプレドニゾロン	5		12～36
デキサメタゾン	25	<0.01	36～72
ベタメタゾン	25		36～72

（櫻井　隆，他編：疾病の回復を促進する薬，p.173，放送大学教育振興会，2017より転載）

力価や半減期が異なる（**表11-3**）。

【副作用】副腎皮質ステロイドにはさまざまな生理作用と薬理作用があるため，副作用も多岐にわたる。代表的なものとしては，糖尿病，高血圧，脂質異常症，胃腸障害，精神神経障害，緑内障などがあげられる。また，長期使用で骨粗鬆症や免疫抑制による易感染性が問題となる。一方で，突然の使用中止によって急性副腎不全を起こすことがあるため，副作用が怖いからといって自己判断で中止するのではなく，必ず主治医と相談することが大切である。

b）非ステロイド性抗炎症薬（NSAIDs）

NSAIDs（non-steroidal anti-inflammatory drugs）は，ステロイド構造以外の抗炎症作用を有する薬物の総称である。ステロイド性抗炎症薬と比較すると副作用が少ないため，抗炎症作用や鎮痛作用を期待して広く用いられている。WHO（World Health Organization；世界保健機関）方式がん疼痛治療の第一段階から使用される薬剤であり，炎症性疼痛をきたす痛風発作や骨折，術後疼痛管理にも用いられている。以前は関節リウマチの第一選択薬として用いられていたが，現在では抗リウマ

チ薬や生物学的製剤が用いられるようになり，補助的な用途となっている。

【作用機序】COX に結合してプロスタグランジンの産生を抑制することで，抗炎症作用と鎮痛作用を示す。鎮痛作用については，プロスタグランジン（特に E_2，I_2）自体に発痛作用はないが，ブラジキニンなどの発痛物質の疼痛閾値を低下させて痛みを増強しているため，プロスタグランジンの抑制で疼痛閾値を上げることで発揮される。

【COX-1 と COX-2】COX には，COX-1 と COX-2 のアイソザイムがある。COX-1 は胃粘膜，血小板などを含め多くの細胞に常に発現し，身体機能の維持に関与している。一方，COX-2 は炎症に伴いサイトカインや炎症メディエイターによって誘導され発現が増す。

【分類】化学構造で分類すると**表 11-4** のようになる。塩基性薬剤にはCOX 阻害作用はなく，臨床効果は不十分である。選択的 COX 阻害

表 11-4　NSAIDs

酸性	サリチル酸系	アスピリン，サリチル酸
	アントラニル系	メフェナム酸
	プロピオン酸系	イブプロフェン，ロキソプロフェンナトリウム水和物，ナプロキセン
	オキシカム系	メロキシカム
	アリール酢酸系	フェニル酢酸系：ジクロフェナクナトリウムなど インドール酢酸系：インドメタシンなど ピラノ酢酸系：エトドラク ナフタレン系：ナブメトン
中性	コキシブ系	セレコキシブ
塩基性		チアラミド塩酸塩，エピリゾール，エモルファゾン

（櫻井　隆，他編：疾病の回復を促進する薬，p.175，放送大学教育振興会，2017 より一部改変，転載）

薬としてはセレコキシブ，比較的 COX-2 阻害の選択性が高いものに
エトドラク，メロキシカムがある。

【副作用】国内で利用されている NSAIDs は，いずれも程度の差はある
が COX-1 と COX-2 のどちらの活性も抑制するため，COX-1 阻害に
よる副作用として，胃腸障害（消化性潰瘍や消化管出血）や血小板機
能障害（出血傾向）がある。NSAIDs 不耐症（アスピリン喘息など）
は COX-1 阻害薬による過敏反応であり，喘息発作や蕁麻疹をきた
す。選択性 COX-2 阻害薬はこれらの副作用を軽減するが，心血管障
害の発症リスクが増加するという報告もある。

　その他 NSAIDs の副作用としては，腎血流量の減少により糸球体濾
過速度が減少し急性腎障害を起こすことがあるため，腎機能障害や脱水
がある患者への投与には注意が必要である。

3．免疫調整薬

（1）インフルエンザワクチン

　インフルエンザワクチンを使用してはいけない慢性疾患はなく，ワク
チンと併用してはいけない内服薬もない。日本人 85 万人に接種したな
かでも，重い副作用は 0.0003％と非常にまれと報告されている。イン
フルエンザワクチンの有効率は約 60％とされている。これはワクチン
を 100 人に接種すれば約 60 人かからないという意味ではなく，ワクチ
ンを接種しなかった人のなかでインフルエンザにかかってしまった人が
100 人いたとすると，そのうちの約 60 人がワクチンを打っていればか
からなかったという意味である。自分を守るためだけでなく，職場や地
域での流行を防ぐため，ワクチン接種が必要である。

　インフルエンザに伴う肺炎は，インフルエンザウイルスによる「ウイ
ルス性肺炎」と，インフルエンザ罹患後に肺炎球菌などにより起きる

「細菌性肺炎」の2種類に分類されるが，多くは後者の細菌感染症である。細菌性肺炎では抗菌薬による治療が最も重要となるが，治療に際して問題となるのは薬剤耐性菌の存在である。耐性菌をつくらないための対策としては，普段から不必要な抗菌薬使用を止めておくことがあげられる。不用意な抗菌薬使用は耐性菌を増加させ，本当に必要なときに抗菌薬が効かなくなってしまう。いわゆる「風邪」のうちのほとんどが抗菌薬治療を必要としないウイルス感染症であるが，本邦では70％以上の患者に抗菌薬が処方されているとの報告もある。予防において最も重要なことは，次に述べる肺炎球菌ワクチンの積極的な接種である。

（2）肺炎球菌ワクチン

　抗菌薬の登場などにより肺炎は戦後，急速に減少した。しかし高齢化や薬剤耐性菌の問題もあり，1980（昭和55）年以降は増加に転じており，2011（平成23）年には脳血管疾患を抜いて日本人の死因の第3位となった。2018（平成30）年の統計では，高齢化に伴い老衰が死因の第3位となり，肺炎は5位となったが，いまだ多くの日本人は肺炎で亡くなっている。肺炎球菌は市中肺炎の起因菌の頻度が全体の約1/4で，第1位である。日本では1990年代に入りペニシリン耐性の肺炎球菌が急激に増加し，治療に難渋するケースも報告されている。肺炎球菌による肺炎罹患後に治療するよりも，感染症を起こさずに予防することが特に肺炎球菌において重要である。

　日本呼吸器学会の「成人肺炎診療ガイドライン2017」[1)]では，65歳以上の高齢者に肺炎球菌ワクチンを接種することが推奨されている。日本での65歳以上の推定接種率は約40％であり，これはアメリカ合衆国が約60％，イギリスが約70％であるのに比較して低い数値である。原因としてはワクチン自体を知らない患者がいることや，医療従事者のなか

でもガイドラインでの推奨が周知されていないことがある。もうひとつの原因として，助成金の問題がある。欧米では公費助成によりワクチンが無料接種される国も少なくない。アメリカ合衆国で肺炎により 1 週間入院すると多額の入院費がかかるが，肺炎球菌ワクチンは安価である。日本では入院しても自己負担は多くないが，ワクチンは自費で 1 万円程度の負担があり接種が進まない。来院時の問診票に接種歴のチェックをつけるだけで接種率が 5％から 42％に改善されたとの報告もあり，担当患者の接種率向上のために工夫が必要である。

　介護施設入居者 1,006 例に対する無作為化二重盲検プラセボ対照試験で，肺炎球菌ワクチン接種群は肺炎球菌性肺炎の発症を 63％減少させた。この 3 年間の研究のなかで，プラセボ群では 13 名が肺炎球菌性肺炎で死亡したがワクチン接種群では死亡者がいなかった。2010 年に香港で行われた 3 万人以上を対象とした試験では，非接種者の約 9％が肺炎で入院したのに比較して，肺炎球菌ワクチンかインフルエンザワクチンのどちらかを接種した人では約 7％の入院率であった。さらに，両方のワクチンを接種した場合では 5％に減少した。

　このような状況のなかで，高齢者に対する肺炎球菌肺炎予防の重要性を考慮し，本邦では 2014（平成 26）年 10 月より高齢者にかかわる肺炎球菌感染症の定期予防接種が開始された。

（3）性行為感染症予防としてのワクチン

　ワクチンで性行為感染症を予防するといっても，ピンと来ない人も多いかもしれない。代表的なものとして，① B 型肝炎ワクチン，②パピローマウイルスワクチンがある。

a）B 型肝炎

　B 型肝炎は性行為感染症として認識されていないことが多いが，ヒト

免疫不全ウイルス（human immunodeficiency virus：HIV）と同様に血液・精液・膣分泌液で感染する。コンドームを使用しない性行為が最も代表的な感染経路である。B型肝炎ウイルスはHIVの100倍以上の感染力をもっているが，ワクチンで予防できる代表的な性行為感染症である。まずは，B型肝炎が性行為感染症だと認識することと，ワクチンで予防可能なことを周知する必要がある。われわれが実施したアンケートでも，一般開業医のなかで「急性B型肝炎の患者を診たら，性感染症としてHIVの合併を疑い検査する」と回答した医師は33％のみであった。

WHOでは「すべての新生児は，出産後早期にB型肝炎ワクチンの初回接種を行うべき」というユニバーサルワクチネーションを勧めており，本邦でも2016（平成28）年10月1日から定期接種化され，2016（平成28）年4月1日以降に生まれた0歳児は，公費でB型肝炎ワクチンを接種することができるようになった。

b）パピローマウイルスワクチン

性行為により発がん性のパピローマウイルスに感染し，その感染が持続した人の一部が子宮頸がんに進行する。このため，近年では子宮頸がんを性行為感染症と位置づけることも多い。パピローマウイルスワクチンを接種することにより，子宮頸がんへの進行が予防できる。これは，現時点でがんを予防することができる唯一のワクチンである。

2価のワクチンであるサーバリックスに引き続き，本邦でも4価ワクチンのガーダシル®が発売された。4価ワクチンは，パピローマウイルスが引き起こすもうひとつの性行為感染症である尖圭コンジローマの予防効果もある。尖圭コンジローマは20歳代の女性の会陰部，肛門周囲などに多発し，再発を繰り返し治療困難な例も少なくない。今後はワクチン接種により尖圭コンジローマの患者数が抑制されるであろう。ワク

チンで女性患者数が減少することにより，二次的に男性患者数が減少することも期待されている。

引用文献

1）日本呼吸器学会成人肺炎診療ガイドライン 2017 作成委員会編：成人肺炎診療ガイドライン 2017．日本呼吸器学会，2017．

参考文献

ⅰ）南学正臣，他編：内科学書．改訂第 9 版，中山書店，2019．
ⅱ）矢崎義雄編：内科学．第 11 版，朝倉書店，2017．
ⅲ）日本緩和医療学会緩和医療ガイドライン委員会編：がん疼痛の薬物療法に関するガイドライン　2014 年版．金原出版，2014．
ⅳ）谷口正実，他：NSAIDs 不耐症の病態，診断，治療．呼吸 31（3）：209-218，2012．

12 | 抗がん薬

小松則夫

《**目標＆ポイント**》　がん化学療法薬の種類，適応および副作用など臨床上の
注意点について理解する。近年，進歩が著しい分子標的薬について学ぶ。
《**キーワード**》　アルキル化薬，代謝拮抗薬，抗腫瘍性抗生物質，分子標的薬

....

序論

　抗がん薬の起源は毒ガスに由来する。毒ガスとして用いられたサル
ファマスタードガスに曝露された人びとが好中球減少やリンパ球減少な
どの重篤な造血障害を引き起こすことが知られていた。エール大学の医
学部長であった Milton C. Winternitz から指示を受けた薬理学者である
Louis S. Goodman と Alfred Gilman はマスタードガスの類似体であるナ
イトロジェンマスタードを開発し，胸部外科医である Gustaf E.
Lindskog の病院において 1942 年世界で初めて，リンパ肉腫と診断され
た 47 歳の男性への投与を行った。これが抗がん化学療法の幕開けであ
る。患者は一時的に効果を認めたが，96 病日に死亡している。また同
時期にはハーバード大学の Sidney Farber が開発した葉酸代謝拮抗薬を
急性リンパ芽球性白血病（acute lymphoblastic leukemia：ALL）の小
児患者に投与し，完全寛解の導入に成功している。

　1950 年代にはビンカアルカロイドやフッ化ピリミジン誘導体である
5-FU，1960 年代には白金製剤や抗腫瘍性抗生物質，1970 年代にはトポ
イソメラーゼ阻害薬，1990 年代にはタキサン系抗がん薬が開発・臨床

導入され現在に至っている。さらに 1990 年代後半には，分子生物学の進歩による分子病態の解明に伴い，正常細胞には存在しない，あるいは発現量の少ない分子を標的とし，正常細胞へのダメージがより少ない分子標的薬が開発されるに至った。その先駆的存在が BCR/ABL 阻害薬である。標的となる分子の活性化に必要なエネルギー供給を断つことで，それまで造血幹細胞移植しか治癒が望めなかった慢性骨髄性白血病を飲み薬によって治癒へと導くという画期的な治療法となった。それを契機に多くの分子標的薬が開発され，現在臨床に導入されている。

総論

（1）抗がん化学療法の目的と適応

　抗がん化学療法はがんの根治（治癒），生命期間の延長（延命），がんの縮小，症状緩和・quality of life（QOL）改善を目的に行われる。抗がん化学療法の適用の原則は，化学療法が確立した治療であること，患者の全身状態（performance status：PS）や栄養状態が良好であること，臓器の機能が保たれていること，説明・同意（informed consent：IC）が得られていることである。

（2）抗がん薬の種類（表 12-1）

　抗がん薬はアルキル化薬，白金製剤，抗腫瘍性抗生物質，代謝拮抗薬，トポイソメラーゼ阻害薬，微小管作用抗がん薬などの殺細胞性抗がん薬，内分泌療法薬，分子標的薬に分類される。殺細胞性抗がん薬の多くは DNA 代謝や DNA そのものに作用し，それぞれ DNA 合成阻害や DNA 損傷を誘発し，がん細胞の増殖抑制効果や殺細胞効果を発揮する。内分泌療法薬はホルモンの産生抑制やホルモン受容体の機能を阻害することによって性ホルモン依存性増殖を示す乳がんや前立腺がんなど

表 12-1　抗がん薬の種類

殺細胞性抗がん薬	アルキル化薬 白金製剤 抗腫瘍性抗生物質 代謝拮抗薬 トポイソメラーゼ阻害薬 微小管作用抗がん薬
内分泌療法薬	ホルモン産生阻害薬 ホルモン受容体機能阻害薬
分子標的薬	小分子化合物 抗体薬 免疫チェックポイント阻害薬 CAR-T 細胞
その他の抗がん薬	免疫調節薬（IMiDs） 分化誘導薬

（櫻井　隆，他編：疾病の回復を促進する薬，p.182，放送大学教育振興会，2017 より一部改変，転載）

のがん細胞の細胞死を誘導する。分子標的薬は，病態の解明によってもたらされた治療薬で，ある特定の分子を標的として，その機能を阻害することによってがん細胞の細胞死を誘導する。

（3）抗がん薬の特徴

　抗がん薬は一般の薬剤に比較して治療効果の得られる投与量と副作用の出現する投与量との差が小さいために副作用が出やすいという特徴がある。また副作用には抗がん薬に共通してみられる副作用（骨髄抑制，脱毛，悪心・嘔吐，消化器症状など）と個々の抗がん薬に特徴的な副作用がある（シクロホスファミドによる出血性膀胱炎，抗腫瘍性抗生物質による心毒性，ビンクリスチンによる末梢神経障害や腸管麻痺など）（各論参照）。

各論
1. 殺細胞性抗がん薬

　多くの抗がん薬は細胞周期依存性に DNA 代謝に影響を与え DNA 合成阻害を引き起こすか，あるいは細胞周期非依存性に DNA に直接作用して DNA 損傷を誘発し，がん細胞の増殖抑制効果や殺細胞効果を発揮する。また微小管作用抗がん薬のように細胞分裂の際の紡錘体形成を阻害することで抗がん作用を発揮するものもある（**図 12-1**）。

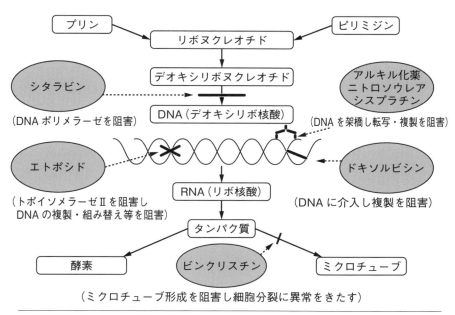

図 12-1　殺細胞性抗がん薬の主な作用機序
（櫻井　隆，他編：疾病の回復を促進する薬，p.183，放送大学教育振興会，2017より転載）

（1）アルキル化薬

　ナイトロジェンマスタード類に属するシクロホスファミド（CPA），イホスファミド（IFM），メルファラン（L-PAM），ベンダムスチン，アルキルスルホン酸類に属するブスルファン（BUS），ニトロソウレア類に属するラニムスチン（MCNU），トリアゼン類に属するダカルバジン（DTIC），プロカルバジン（PCZ）などがある。

　アルキル化薬は最初に開発された細胞障害性の合成抗がん薬である。第一次世界大戦中に開発された毒ガスであるイペリットを水溶性に作り変えたナイトロジェンマスタードが悪性リンパ腫の治療薬として用いられたことで，合成抗がん薬が誕生した。アルキル化薬の基本構造はアルキル基（C_nH_{2n+1}）を有する求電子性分子である。おもに DNA，なかでもグアニン塩基の N^7 や O^6，アデニン塩基の N^1 や N^3 は負に荷電しているため，求電子性を有するアルキル化薬の標的となりやすく，これらの部位がアルキル化されることによってアルキル化薬の抗腫瘍効果が発揮される。その効果は細胞周期に依存しないが，増殖能の高い細胞に対してより強く作用する。アルキル化薬には DTIC のように反応基が 1 か所あるタイプ（monofunctional agent）と CPA や L-PAM のように 2 か所あるタイプ（bifunctional agent）があり，両者で作用機序が若干異なる。Monofunctional agent ではグアニン塩基の O^6 がアルキル化されることが殺細胞効果に最も重要と考えられており，メチル化されたグアニンは正常では除去修復されるが，がん細胞の多くに修復機構の異常があり，修復されずに DNA 複製が進行するため，塩基対のパートナーとして本来のシトシンではなく，チミンが選択され，メチル化グアニンとチミン対というミスマッチが生じる。その結果，ミスマッチ修復を試みるも，再びメチル化グアニンとチミン対が形成され，これが繰り返されることによって修復は不成功に終わり，DNA 鎖切断が生じ，細胞死が

惹起される。Bifunctional agent ではそれに加えて DNA の鎖内架橋
（intrastrand cross-link），鎖間架橋（interstrand cross-link）を形成す
ることで DNA 複製を阻害する。特に DNA 鎖間に生じる interstrand
cross-link は塩基除去では修復できないため，殺細胞効果に密接に関与
すると考えられている。1963 年に旧東ドイツで開発されたベンダムス
チンはアルキル化作用を有するナイトロジェンマスタード基とプリンア
ナログ様骨格（ベンゾイミダゾール環）の両方を保有するユニークな抗
がん薬である。再発・難治性の低悪性度 B 細胞リンパ腫およびマント
ル細胞リンパ腫に有効である。

（2）白金製剤

　アルキル化薬に類似した bifunctional agent である。白金製剤の抗腫
瘍活性の発見は白金電極の分解産物が大腸菌の増殖を抑制するという偶
然の観察に端を発している。がん治療薬として世界で初めて臨床応用さ
れた金属性薬剤がシスプラチン（CDDP）である。当初は腎毒性のた
め，開発が中止された経緯があるが，その後，大量の生理食塩水などの
水分負荷と利尿剤の併用によって腎毒性の軽減に成功し，抗がん薬とし
ての地位を確立した。腎毒性の低い白金製剤の開発も進み，CDDP に
加えて，カルボプラチン（CBDCA），オキサリプラチン（L-OHP），ネ
ダプラチンの 4 剤がある。

　CDDP は中心金属として白金をもち，シス位に担体配位子（carrier
ligand）として 2 個のアンモニア分子，脱離基（leaving group）として
2 個の塩素原子が結合した白金錯体で，CBDCA は塩素がカルボキシル
エステルに置換された構造をもつ。担体配位子は白金と強固に結合して
いるが，一方，脱離基は白金との結合が弱いため，水溶液中では徐々に
解離し，他の化合物に置換される。CDDP は塩化物イオン濃度の高い

血液中では安定であるが，細胞内では塩化物イオン濃度が低いため，塩素原子が水分子に置換され，陽性に荷電した状態（アコ錯体）になる。これが活性型として作用し，主として反応性の高い DNA のグアニン基またはアデニン基の N^7 に共有結合し，架橋が形成される。そのため，同じ 1 本鎖内の隣接するグアニンとグアニン，あるいはグアニンとアデニンとが架橋を形成する intrastrand cross-link がほとんどである。この白金-DNA 付加体（platinum-DNA adduct）が DNA の複製や転写を阻害し，細胞死を誘導する。

（3）抗腫瘍性抗生物質

　アントラサイクリン系抗がん薬に代表される。そのなかでもダウノルビシン（DNR）は最も早期に臨床応用された抗がん薬で，1963 年に *streptomyces peucetius* が産生する物質から発見された。骨髄抑制と心毒性が用量規定毒性である。慢性心毒性の危険因子として，総投与量のほかに，高齢者や小児，胸部縦隔放射線照射歴，基礎心疾患，心毒性を有する他の抗がん薬との併用があげられる。その後，より強力な抗腫瘍効果を有しながらも，蓄積性や不可逆性の心毒性の軽減を目的に多くのアントラサイクリン系抗がん薬が開発されている。現在，日本では 9 製剤が使用可能であるが，その多くが造血器腫瘍を含むさまざまながん腫に対するがん化学療法の key drug となっている。これらの抗腫瘍効果はトポイソメラーゼ II（2 本鎖 DNA の両方を切断し再結合する酵素）阻害が主たる作用機序であるが，そのほかにも，さまざまな機序が知られている。すなわち，細胞周期非依存性に二重鎖 DNA に直接入り込む intercalator として作用する（DNA intercalation）ことによる DNA や RNA の合成阻害，フリーラジカルの生成による細胞タンパクや細胞膜の傷害，DNA 複製・修復関連酵素（DNA ヘリカーゼや DNA ポリメ

ラーゼ）や RNA 転写酵素（RNA ポリメラーゼ）への直接作用，ミトコンドリアでの酸化的リン酸化の抑制などがある。

a）ダウノルビシン（DNR）

後述の DOX と並んで，広く使用されているアントラサイクリン系抗腫瘍性抗生物質で，急性白血病や慢性骨髄性白血病の急性転化例に有効である。心毒性を考慮した限界総投与量は 25 mg/kg である。

b）ドキソルビシン（DOX）

抗腫瘍スペクトラムは前述の DNR と大きな違いはない。悪性リンパ腫，肺がん，消化器がん，乳がん，子宮体がん，骨肉腫，悪性骨・軟部腫瘍，多発性骨髄腫，小児悪性固形腫瘍，膀胱腫瘍，尿路上皮がんに有効である。心毒性を考慮した限界総投与量は 500 mg/m^2 である。

DOX をリポソームに封入したドキソルビシン内包ポリエチレングリコール（PEG）化リポソーム製剤が開発されている。DOX の腫瘍組織内滞留時間延長によって腫瘍組織内濃度を上昇させ，より強力な殺細胞効果を発揮させ，しかも血中の遊離 DOX 濃度の上昇を抑えることで，骨髄抑制や脱毛，心毒性などの副作用を軽減させることが目的である。

c）エピルビシン（EPI）

DOX のアミノ糖 4'位の水酸基を反転した立体異性体で，DOX に比較して心毒性が軽減されている。心毒性を考慮した限界総投与量は 900 mg/m^2 である。急性白血病，悪性リンパ腫，乳がん，卵巣がん，胃がん，尿路上皮がん（膀胱がん，腎盂・尿管腫瘍），肝がんに有効である。

d）イダルビシン（IDR）

DNR の 4'位の脱メトキシル化した誘導体で，DNR に比較して脂溶性が高まり細胞内への取り込みが高いなどから，DNR よりも強い抗腫瘍効果を示す。そのため，骨髄抑制も強く現れ，好中球減少や血小板減少が DNR や DOX に比べて遷延する傾向にある。これまでの臨床試験に

おいて，本剤の総投与量と心毒性発現の間に一定の傾向が認められていないため，心毒性を考慮した限界総投与量は明確に規定されていない。外国添付文書による本剤の総投与量は，$120\,\mathrm{mg/m^2}$ を超えてはならないとの記載がある。急性白血病や慢性骨髄性白血病の急性転化例に有効である。

e）ミトキサントロン（MIT）

アントラキノン系抗腫瘍性抗生物質であるが，アントラサイクリン系と同様の機序で作用し，しかも交差耐性が少なく，心毒性もやや軽度である。心毒性を考慮した限界総投与量は $160\,\mathrm{mg/m^2}$ である。急性白血病や慢性骨髄性白血病の急性転化例，悪性リンパ腫，乳がん，肝細胞がんに有効である。

f）ピラルビシン（THP）

日本で開発された DOX の誘導体で，DOX に比較して細胞内への取り込みや DNA への結合速度が速い。心毒性が軽減されている。心毒性を考慮した限界総投与量は $950\,\mathrm{mg/m^2}$ である。乳がん，胃がん，卵巣がん，子宮がん，尿路上皮がん，頭頸部がん，急性白血病，悪性リンパ腫，膀胱がんに有効である。

g）アクラルビシン（ACR）

DNR との交差耐性が少ないとされる。心毒性を考慮した限界総投与量は $600\,\mathrm{mg/m^2}$ である。悪性リンパ腫，乳がん，肺がん，卵巣がん，胃がん，急性白血病に有効である。

（4）代謝拮抗薬

がん細胞は増殖するために活発な DNA 合成を行うが，この DNA 合成に必要な材料としてプリン塩基やピリミジン塩基などの核酸塩基や葉酸などがある。代謝拮抗薬は生理的な核酸塩基や葉酸と似た物質によっ

て，がん細胞へ核酸として間違って取り込まれ，各段階で生理的代謝を拮抗阻害し，一部は核酸に転入し，DNA あるいは RNA の合成を抑制し，最終的にがん細胞の増殖を抑制，あるいは細胞死を誘導する。葉酸代謝拮抗薬，ピリミジン拮抗薬，プリン拮抗薬などが含まれる。

a）葉酸代謝拮抗薬

還元型葉酸（生理的葉酸）は DNA の合成に関与するため，細胞の生存や増殖に必須であるが，哺乳類では $de\ novo$ での葉酸生合成機構がないために，外部から葉酸を取り込んで利用しなくてはならない。そこで，葉酸の代謝を阻害する抗がん薬が開発された。その代表がメトトレキサート（MTX）であり，最近ではさらに強い阻害活性を有するペメトレキセド（PEM）が開発されている。

■メトトレキサート（MTX）

MTX はジヒドロ葉酸還元酵素（DHFR）の活性中心を阻害することによってジヒドロ葉酸（FH_2）からテトラヒドロ葉酸（FH_4）への移行を阻止する。FH_4 が枯渇すると thymidylate synthase（TS）の補酵素である還元型葉酸（$5,10\text{-}CH_2\text{-}FH_4$）への合成が阻止されるため，thymidylate synthase 活性が低下し，DNA の合成が阻害される。MTX には能動的薬剤輸送機構が存在し，reduced folate carrier（RFC）とよばれる薬剤能動輸送ポンプによって細胞内に取り込まれる。細胞内では folyl polyglutamate synthetase（FPGS）によって複数個の glutamate が結合してポリグルタメート化 MTX へと代謝される。これが細胞内に長時間存在し，強力に DHFR を阻害する。

■ペメトレキセド（PEM）

PEM は MTX と同様に RFC によって細胞内に取り込まれ，FPGS によってポリグルタメート化 PEM へと代謝される。PEM とポリグルタメート化 PEM は TS，DHFR，プリン合成系に関与する glycinamide ribonucleotide formyl transferase（GARFT）の活性を同時に阻害して，DNA や RNA の合成を阻害する。

b）ピリミジン代謝阻害薬

　フッ化ピリミジン誘導体，シチジン誘導体，チミジン誘導体などがある。

■フッ化ピリミジン誘導体

　フルオロウラシル（5-FU）に代表される。5-FU はウラシルの 5 位の水素をフッ素に置換したプロドラッグである。Nucleoside transporter によって能動的に細胞内に転入した 5-FU は，ウラシルと同じピリミジン代謝経路を経て fluorodeoxyuridine-5'-monophosphate（FdUMP）になり，TS 活性を低下させ，DNA 合成を阻害することで殺細胞効果を発揮する。また 5-FU は 5-fluorouridine triphosphate（FUTP）に代謝され，RNA に取り込まれて RNA の機能を阻害し殺細胞効果を発揮する。

■シチジン誘導体

・シタラビン（Ara-C）

　シチジン誘導体の代表的薬剤が Ara-C で，長年にわたって急性骨髄性白血病の key drug である。Ara-C はデオキシシチジンアナログで，2'-deoxycytidine の糖鎖の deoxyribose が arabinose に置換されている。投与後 Ara-C の大部分は肝臓，消化管粘膜，顆粒球に存在する cytidine deaminase（CD）によって脱アミノ化を受け，不活性代謝物であるウラシルアラビノシドに代謝される。一部が nucleoside transporter を介して細胞内に転入する。そこで Ara-C はデオキシシチジンキナーゼによってリン酸化され，aracytidine triphosphate（ara-CTP）に転換される。ara-CTP は DNA 内に転入され，DNA 鎖伸長を阻害し，殺細胞効果を発揮する。

・ゲムシタビン

　ゲムシタビンはデオキシシチジンの糖鎖 deoxyribose の 2'位の2個の水素をフッ素に置換したデオキシシチジンアナログである。細胞内に転入したゲムシタビンはデオキシシチジンキナーゼによってリン酸化され，2', 2'-difluorodeoxycytidine triphosphate（dFdCTP）に転換される。dFdCTP は DNA に転入され，DNA 鎖伸長を阻害し，殺細胞効果を発揮する。

■**チミジン誘導体**

・トリフルリジン・チピラシル

　Trifluorothymidine（FTD）と tipiracil hydrochloride（TPI）の配合薬で，チミジンの誘導体である FTD がチミジンの代わりにDNA に転入され，DNA の機能障害を惹起する。

c）プリン拮抗薬

■**フルダラビン（F-ara-A）**

　リボヌクレオチド二リン酸レダクターゼと DNA ポリメラーゼ阻害によって DNA の伸長を抑制し，殺細胞効果を発揮する。慢性リンパ性白血病に高い効果を示し，低悪性度非ホジキンリンパ腫にも有効である。

（5）トポイソメラーゼ阻害薬

　DNA トポイソメラーゼとは細胞核内に存在する酵素で，DNA の複製や合成の際に DNA を適宜切断，再結合して DNA の構造上の歪みを修正するはたらきを有する。トポイソメラーゼには I 型（トポイソメラーゼ I）と II 型（トポイソメラーゼ II）のアイソフォームがあり，トポイソメラーゼ I は DNA の二重螺旋の一方を切断し，トポイソメラーゼ II は DNA の二重螺旋の両方を切断する。切断後は，DNA 鎖の切断面と共有結合し，共有結合複合体を形成して DNA の構造上の歪みを修

正した後に，複合体形成が解除されて切断DNAが再結合し，一連の反応が終了する。トポイソメラーゼ阻害薬はこの反応を阻害し，共有結合複合体を形成した状態でDNAを集積させるため，細胞分裂が停止し，アポトーシスが誘導される。

　トポイソメラーゼI阻害薬としてはイリノテカン（CPT-11）とノギテカン（NGT；トポテカン）がある。CPT-11は小細胞肺がん，非小細胞肺がん，子宮頸がん，卵巣がん，胃がん（手術不能または再発），結腸・直腸がん（手術不能または再発），乳がん（手術不能または再発），有棘細胞がん，悪性リンパ腫（非ホジキンリンパ腫），小児悪性固形腫瘍，治癒切除不能な膵がんに，NGTは小細胞肺がん，がん化学療法後に増悪した卵巣がん，小児悪性固形腫瘍，進行または再発の子宮頸がんにそれぞれ有効である。

　トポイソメラーゼII阻害薬としてはDNRやDOXなどのアントラサイクリン系抗がん薬（前述）とエトポシド（VP-16）がある。VP-16は精巣腫瘍，小細胞肺がん，胚細胞腫瘍，悪性リンパ腫，急性白血病，小児悪性固形腫瘍など，多くのがん腫に用いられている。

（6）微小管作用抗がん薬

　微小管とはおもにチューブリンとよばれる細胞骨格を担うタンパク質であり，細胞分裂の際に紡錘体を形成し，染色体の娘細胞への分離における中心的な役割を担っている。また微小管は細胞内輸送や軸索輸送にも関与しており，特に神経細胞では軸索や樹状突起に存在し，モータータンパク質の足場としてさまざまなタンパク質や核酸，オルガネラの輸送に重要な役割を担っている。微小管作用抗がん薬の副作用で神経毒がみられるのはこのためである。微小管とはおもにαチューブリンとβチューブリンが結合したヘテロ二量体を基本単位として構成されたヘテ

ロ二量体が繊維状につながってプロフィラメントを構成し，これらがさらに螺旋状につながり形成された管状の構造体である。微小管とチューブリンヘテロ二量体との間では重合と脱重合が常に繰り返され，動的平衡状態を保っているが，微小管作用抗がん薬は重合と脱重合のどちらかを阻害する。微小管作用抗がん薬，ビンカアルカロイド系とタキサン系などに分類される。ビンカアルカロイド系にはビンクリスチン（VCR）やビンブラスチン（VLB），ビンデシン（VDS）などが含まれ，タキサン系にはドセタキセル（DTX）やパクリタキセル（PTX）などがある。多くのがん腫に用いられており，たとえば VCR は白血病，悪性リンパ腫，多発性骨髄腫，神経膠腫，悪性星細胞腫，小児がん（神経芽腫，ウィルムス腫瘍，横紋筋肉腫など），DTX は乳がん，非小細胞肺がん，胃がん，頭頸部がん，卵巣がん，食道がん，子宮体がん，前立腺がんに有効である。

2．内分泌療法薬

内分泌療法薬の対象となるのは性ホルモン依存性増殖を示す乳がん，前立腺がん，子宮体がんである。したがって内分泌療法薬の作用機転はホルモンの産生を抑制するか，ホルモン受容体の機能を阻害するかのどちらかである。

性腺刺激ホルモン放出ホルモン（luteinizing hormone-releasing hormone：LH-RH）は下垂体の LH-RH 受容体に結合し，性腺刺激ホルモンである黄体形成ホルモン（luteinizing hormone：LH）や卵胞刺激ホルモン（follicle stimulating hormone：FSH）の分泌を促し，女性の場合には卵巣に作用しエストロゲンの産生が亢進する。閉経後は副腎で産生されるアンドロゲンを利用して，末梢の脂肪組織などに存在するアロマターゼによりエストロゲン産生が行われている。一方，男性の場合に

はLH-RHによって産生されたLHが精巣の間質細胞に作用し，テストステロンの生合成と分泌を促す。

（1）ホルモン産生阻害薬

a）LH-RHアゴニスト・アンタゴニスト

LH-RHアゴニストは投与初期には一過性のFSHやLHの分泌亢進を促し（フレアアップ），一時的な症状の悪化を認めることがある（フレア現象）。しかし持続的な投与によって下垂体細胞のLH-RH受容体の発現低下が誘導され，最終的にFSHやLHの分泌が低下する。その結果，エストロゲンやアンドロゲン産生が低下し，これらのホルモンに依存性を示す乳がんや前立腺がんの増殖が抑制される。リュープロレリンとゴセレリンが使用可能である。

LH-RHアンタゴニストはLH-RHがLH-RH受容体に結合するのを直接阻害し，FSHやLHの分泌を低下させる。そのため，即効性でフレアアップがみられない。前立腺がんに用いられる。デガレリクスが使用可能である。

b）アロマターゼ阻害薬

閉経後の乳がん患者に使用される。アロマターゼを阻害することによってアンドロゲンからのエストロゲン産生を抑制し，乳がん細胞の増殖を抑える。副作用としてエストロゲンが低下するため，ほてりや多汗，関節痛や骨粗鬆症などの骨症状，脂質代謝異常，高血圧症，心筋梗塞などの心血管合併症などがみられる。アナストロゾール，レトロゾール，エキセメスタンが使用可能である。

c）CYP17阻害薬

CYP17（cytochrome P450 17α-hydroxylase/17, 20-lase）は副腎や前立腺がん組織内に存在し，アンドロゲンの生合成に必要な酵素である。

CYP17 活性を阻害することによって副腎だけでなく前立腺がんによる
アンドロゲンの生合成を抑制することができる。去勢抵抗性前立腺がん
と内分泌療法未治療のハイリスクの予後因子を有する前立腺がんを対象
にアビラテロンが使用可能である。

（2）ホルモン受容体機能阻害薬
a）選択的エストロゲン受容体調整薬（SERM）
　乳がん患者に使用される。エストロゲン受容体を介して生理効果を発
揮する化学物質の総称であり，治療薬としては抗エストロゲン作用を有
するタモキシフェンやトレミフェン，フルベストラント，メピチオスタ
ンが使用可能である。ラロキシフェンは乳がん予防薬としての効果もあ
るが，骨に対するエストロゲン作用を期待し骨粗鬆症の治療薬として承
認されている。

b）選択的エストロゲン受容体ダウンレギュレーター（SERD）
　エストロゲン受容体を分解することでその発現を低下させ，エストロ
ゲンのエストロゲン受容体への結合と，さらにはエストロゲン受容体の
二量体化を阻害し，DNA の転写活性化を抑制してがん細胞の増殖を阻
害する。フルベストラントが閉経後の進行・再発乳がんの二次以降の内
分泌療法薬として承認されている。

c）抗アンドロゲン薬
　アンドロゲンと受容体との結合阻害によって作用を発揮する。前立腺
がんに対してフルタミドとビカルタミドが使用可能である。

（3）その他
　エストラムスチンは卵胞ホルモン剤のエストラジオールとアルキル化
剤のナイトロジェンマスタードを化学的に結合させた化合物で，前立腺

218

がん組織に特異的に存在する estramustine binding protein（EMBP）によりがん組織に集積され，微小管の重合を阻害することで殺細胞効果を示す。前立腺がんに有効である。

3．分子標的薬

　古典的な従来の抗がん薬は腫瘍を移植した動物モデルや培養したがん細胞（多くは細胞株）を対象に腫瘍の縮小や細胞死をマクロのレベルで解析し，創薬を行ってきた。一方，分子標的薬は，がんの分子病態に基づいてがん治療の標的となる分子を予め設定し，おもにその分子の酵素

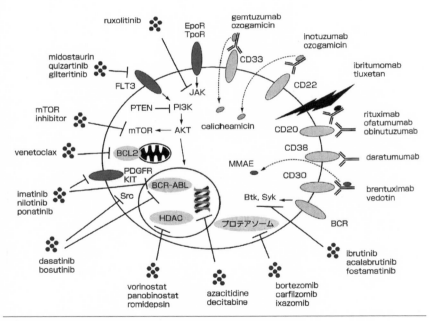

図 12-2　分子標的薬の種類と標的分子の細胞内分布
（日本血液学会編：血液専門医テキスト〈改訂第3版〉．p.104，南江堂，2019より転載）

活性を阻害する物質を無細胞系でスクリーニングするところからスタートする。したがって短期間にしかも大量の候補薬をスクリーニングすることが可能ではあるが，そのためには化合物ライブラリーとスクリーニングの技術基盤が重要となる。また ATRA のようにのちの解析で分子標的薬として作用していることが判明した薬剤もある（後述）。

　分子標的薬は構造上の違いから，標的分子の酵素活性を阻害する小分子化合物（低分子化合物）と標的分子の細胞外領域に直接結合して機能する抗体薬に大別される（**図 12-2**）[1]。

（1）小分子化合物

　キナーゼ阻害薬には BCR/ABL 阻害薬，JAK 阻害薬，EGFR 阻害薬，HER2 阻害薬，KIT 阻害薬，mTOR 阻害薬，ALK 阻害薬，血管新生阻害薬，多標的阻害薬が含まれ，非キナーゼ阻害薬にはプロテアソーム阻害薬，エピジェネティクス標的薬などが含まれる。ここではキナーゼ阻害薬の代表格である BCR/ABL 阻害薬と JAK 阻害薬，非キナーゼ阻害薬の代表格であるプロテアソーム阻害薬について述べる。

a）BCR/ABL 阻害薬

　チロシンキナーゼはタンパク質のチロシン残基をリン酸化する酵素で，セリン／スレオニンキナーゼと並んで正常細胞の機能維持に重要な役割を担っている。慢性骨髄性白血病は 9 番染色体長腕（9q34）に座位する *ABL* 遺伝子と 22 番染色体長腕（22q11.2）に座位する *BCR* 遺伝子が相互転座し，*BCR-ABL* 融合遺伝子が形成されることで発症する。*BCR-ABL* 融合遺伝子から翻訳されるタンパク質は高いチロシンキナーゼを有し，白血球の異常増殖をきたす。第一世代の BCR/ABL 阻害薬であるイマチニブはアデノシン三リン酸（ATP）結合部位に ATP と競合的に結合し，BCR/ABL のチロシンキナーゼ活性を阻害し，細胞

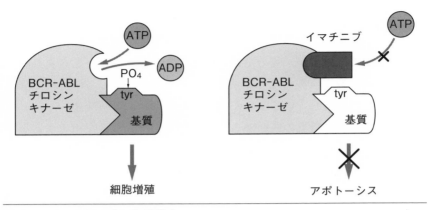

図 12-3　イマチニブの作用機序
（櫻井　隆，他編：疾病の回復を促進する薬，p.197，放送大学教育振興会，2017
より転載）

死を誘導する（**図 12-3**）。イマチニブが慢性骨髄性白血病（chronic
myeloid leukemia：CML）患者に投与されて 10 年が経過した時点での
全生存率は 83.3% ときわめて良好な治療成績である。最近ではイマチ
ニブよりも阻害活性の高いニロチニブやダサチニブ，ボスチニブが第二
世代の BCR/ABL 阻害薬として国内で承認されている。また第一，第
二世代のいずれの BCR-ABL 阻害薬にも抵抗性を示す T315I 変異に有
効なポナチニブは現在，前治療薬に抵抗性または不耐容の慢性骨髄性白
血病や，再発または難治性のフィラデルフィア染色体陽性急性リンパ性
白血病に使用可能である。

　これらの BCR/ABL 阻害薬に共通してみられる副作用として，血液
毒性のほかに，悪心・嘔吐，下痢などの消化器症状，皮疹や掻痒症など
の皮膚毒性，筋攣縮・筋肉痛，浮腫や胸水貯留などの体液貯留，QT 延
長などがあり，表に示すように，各 BCR/ABL 阻害薬で注意すべき副
作用もみられる（**表 12-2**）。

表 12-2　各 BCR/ABL 阻害薬で注意すべき副作用

ダサチニブ	胸水貯留 肺動脈高血圧症 出血
ニロチニブ	高血糖 動脈閉塞症
ボスチニブ	下痢 肝障害
ポナチニブ	動脈閉塞症 動静脈血栓症 膵炎

（櫻井　隆，他編：疾病の回復を促進する薬，p.198，放
送大学教育振興会，2017 より転載）

b）JAK 阻害薬

　JAK ファミリーは JAK1，JAK2，JAK3，Tyk2 からなるが，なかでも JAK2 はエリスロポエチンやトロンボポエチンなどの造血因子の細胞内シグナル伝達に中心的な役割を果たしている。骨髄増殖性腫瘍に分類される真性多血症，本態性血小板血症，原発性骨髄線維症では JAK2 の遺伝子変異が高頻度にみられ，ドライバー変異として細胞の異常増殖に関与している。JAK2 を標的として JAK1/2 阻害薬ルキソリチニブが開発され，骨髄線維症（原発性・続発性）では脾臓腫大（脾腫）と自覚症状（盗汗，発熱，体重減少，搔痒感，早期満腹感など）に改善を認めている。日本では骨髄線維症（原発性・続発性）と真性多血症（既存治療が効果不十分または不適当な場合に限る）に使用が可能である。副作用として貧血や血小板減少などの骨髄抑制，免疫抑制による日和見感染症（播種性結核症，帯状疱疹，単純疱疹，ニューモシスチス肺炎など）や B 型肝炎ウイルス再活性化がみられる。さらに新規 JAK 阻害薬とし

て，フェドラチニブやモメロチニブ，パクリチニブなどが開発中である。

c）FLT3 阻害薬

　FLT3 は細胞増殖促進に関与する受容体型チロシンキナーゼで，主として傍膜貫通領域における重複型遺伝子（internal tandem duplication：*FLT3*-ITD）とキナーゼ領域における点突然変異，挿入／欠失型変異（tyrosine kinase domain：*FLT3*-TKD）の 2 種類が存在する。*FLT3* 遺伝子変異は急性骨髄性白血病（acute myeloid leukemia：AML）で最も高頻度にみられる変異で，成人 AML の約 30％に認められる。FLT3 阻害薬は ATP 結合部位に競合的に結合することでキナーゼ活性を阻害し，細胞増殖停止や細胞死を誘導する。現在，ギルテリチニブとキザルチニブが使用可能である。前者は *FLT3*-ITD 変異と *FLT3*-TKD 変異の両方に阻害活性を有し，後者は *FLT3*-ITD 変異にのみ阻害活性を有する。いずれの薬剤も救援化学療法群に比して全生存期間の有意な延長を認めている。

d）プロテアソーム阻害薬

　ユビキチン-プロテアソーム系は細胞内のタンパク質を分解する主要なシステムのひとつである。変性したタンパク質にユビキチンキナーゼを介してユビキチンが付加され，プロテアソームの 19S に識別され，20S の β リングで分解される。このように変性したタンパク質を処理して細胞の生存が維持される。プロテアソーム系が制御するタンパク質に腫瘍細胞の増殖や生存に中心的役割を果たす転写因子 NF-κB がある。この分子は IκB と結合した状態では細胞質内に留まり（不活性型），何らかの刺激を受けると IκB がリン酸化を受けてプロテアソームで分解され，NF-κB は核内へと移行し，転写因子としての機能を獲得する（活性型）。骨髄腫細胞は恒常的に NF-κB が活性化された状態にある

が，プロテアソーム阻害薬であるボルテゾミブによって IκB の分解が阻害され，NF-κB と IκB との複合体形成が促進される。その結果，NF-κB の機能は抑制され，骨髄腫細胞の細胞死が誘導される。多発性骨髄腫，マントル細胞リンパ腫，原発性マクログロブリン血症およびリンパ形質細胞リンパ腫に有効である。注意すべき副作用として，急性肺障害・間質性肺炎，末梢性神経障害，腫瘍崩壊症候群，発熱（薬剤熱），心障害，低血圧，皮膚障害，皮下投与時の局所注射部位反応，胃腸障害，骨髄抑制，ウイルス感染症（帯状疱疹や B 型肝炎ウイルス再活性化など）がみられる。新規プロテアソーム阻害薬カルフィルゾミブと経口薬プロテアソーム阻害薬イキサゾミブは日本では再発または難治性多発性骨髄腫に使用が認められている。

（2）抗体薬

　腫瘍細胞に特異的あるいは高発現している分子に対する抗体を作製して，腫瘍細胞を特異的に攻撃する。抗体はモノクローナルで，大きく分けて，定常領域がヒト由来で，可変領域のみがマウス由来のキメラ抗体（-キシマブ；-ximab），可変領域の相補決定領域のみがマウス由来のヒト化抗体（-ズマブ；-zumab），すべての領域をヒト由来に改変した完全ヒト型抗体（-ムマブ；-mumab）の3種類が開発されている。抗体薬には，非抱合型抗体のほかに，殺細胞効果を有する β 線を放出する放射線同位元素を抗体に抱合させた放射線同位元素標識抗体，抗体に抗がん薬を結合させて腫瘍細胞の表面に発現している抗原に結合し細胞内に取り込ませて抗腫瘍効果を発揮する抗体薬物複合体がある。

a）非抱合型抗体
■リツキシマブ（抗 CD20 抗体）

　CD20 は B 細胞に特異的に発現している膜表面分子であるが，リツキ

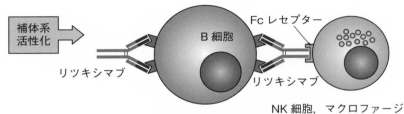

補体依存性細胞障害作用
（CDC）

抗体依存性細胞介在性細胞障害作用
（ADCC）

補体系
活性化

B 細胞

Fc レセプター

リツキシマブ

リツキシマブ

NK 細胞，マクロファージ

CD20 抗原陽性 B 細胞

◣◢ CD20 抗原

図 12-4　リツキシマブの作用機序
（櫻井　隆，他編：疾病の回復を促進する薬，p.201，放送大学教育振興会，2017
より転載）

シマブはこの CD20 を認識するマウス・ヒトキメラ CD20 モノクローナ
ル抗体である。現在，抗体医薬品の代表として B 細胞リンパ腫に広く
用いられている。リツキシマブと CD20 との結合によって誘導されるア
ポトーシスのほかに，抗体依存性細胞介在性細胞傷害作用（anti-
body-dependent cell-mediated cytotoxicity：ADCC）と補体依存性細
胞傷害作用（complement-dependent cytotoxicity：CDC）によって細
胞死を誘導する（**図 12-4**）。濾胞性リンパ腫には CHOP 療法や CVP 療
法と，B リンパ腫のなかで最も頻度の高いびまん性大細胞型 B 細胞リ
ンパ腫（diffuse large B-cell lymphoma：DLBCL）に対しては CHOP
療法と組み合わせて行うのが標準的である。

■オビヌツズマブ（抗 CD20 抗体）

　糖鎖改変型タイプⅡ抗 CD20 モノクローナル抗体で CD20 陽性の濾胞
性リンパ腫に適応がある。リツキシマブと比較して高い直接的な細胞死

誘導活性と ADCC 活性を有する。

■オファツムマブ（抗 CD20 抗体）

CD20 に対する完全ヒト型 CD20 モノクローナル抗体でリツキシマブとは異なる CD20 陽性細胞上のエピトープを認識し，CDC 活性が高い。国内では再発または難治性の CD20 陽性の慢性リンパ性白血病への使用が許可されている。奏効率は 40〜70％で，リツキシマブ抵抗症例にも有効であると報告されている。

■エロツズマブ（抗 SLAMF7 抗体）

SLAMF7 に対するヒト化モノクローナル抗体で薬理作用は腫瘍細胞への直接作用（ADCC）であるが，可溶性 SLAMF7 の腫瘍増殖作用を阻害することで腫瘍細胞の増殖を抑制するとの報告もある。再発または難治性の多発性骨髄腫に保険適用がある。

■モガムリズマブ（抗 CCR4 抗体）

CCR4 はケモカイン受容体で $CD4^+$ $CD25^+$ 制御性 T 細胞や Th2 細胞，成人 T 細胞白血病（adult T-cell leukemia：ATL）などの末梢性 T 細胞リンパ腫（peripheral T-cell lymphoma：PTCL）細胞にも発現している。Fc 領域の糖鎖修飾からフコースを除去して ADCC 活性を高めたヒト化抗 CCR4 抗体で，国内では再発または難治性の CCR4 陽性の ATL，PTCL，皮膚 T 細胞性リンパ腫に保険適用が認められており，奏効率はそれぞれ 50％，34％，38％と報告されている。

■ダラツムマブ（抗 CD38 抗体）

骨髄腫細胞表面に高発現している CD38 を標的とするモノクローナル抗体薬で ADCC 活性や CDC 活性などを介して抗腫瘍効果を発揮する。ボルテゾミブ，メルファランおよびプレドニゾロンとの併用，レナリドミドおよびデキサメタゾンとの併用，ボルテゾミブおよびデキサメタゾンとの併用が行われている。

b）放射線同位元素標識抗体

■イブリツモマブ・チウキセタン（抗 CD20 抗体）

^{90}Y を標識した抗 CD20 抗体で，^{90}Y から放射される放射線（大半は β 線）により，CD20 陽性細胞およびその周辺の細胞を死滅させる。また本来の ADCC 活性や CDC 活性を介して細胞死を誘導する機序もある。副作用は軽度の骨髄毒性のため，外来治療が可能で，リツキシマブと比べて高い抗腫瘍効果が期待できる。国内では CD20 陽性の再発または難治性低悪性度 B 細胞性非ホジキンリンパ腫やマントル細胞リンパ腫に保険適用が認められており，奏効率は 60〜90％と報告されている。

c）抗体薬物複合体

■ゲムツズマブ・オゾガマイシン（抗 CD33 抗体）

ヒト化 IgG4 抗 CD33 抗体に抗腫瘍性抗生物質であるカリケアマイシンを結合された構造体で，白血病細胞に特異的に発現している CD33 抗原に結合すると，細胞内に取り込まれ，加水分解によってカリケアマイシンが遊離し，殺細胞効果を発揮する。国内では再発または難治性の急性骨髄性白血病に使用が可能であり，奏効率は 30％と報告されている。

■イノツズマブ・オゾガマイシン（抗 CD22 抗体）

ヒト化 IgG4 抗 CD22 抗体にカリケアマイシンを結合された構造体で，再発または難治性の急性 CD22 陽性の急性リンパ性白血病に使用が可能であり，奏効率は 59％と報告されている。

■ブレンツキシマブ・ベドチン（抗 CD30 抗体）

抗 CD30 モノクローナル抗体に微小管阻害薬のモノメチルアウリスタチン E（monomethyl auristatin E：MMAE）が結合した構造体で，CD30 陽性のホジキンリンパ腫や再発または難治性の未分化大細胞リンパ腫に使用が可能である。奏効率は 80〜90％である。

■ポラツズマブ・ベドチン（抗 CD79b 抗体）

ヒト化抗 CD79b モノクローナル抗体に MMAE が結合した構造体で，再発または難治性びまん性大細胞型 B 細胞リンパ腫を対象にベンダムスチン，リツキシマブに本剤を併用することで，完全奏効率 40％を達成している。

d）二重特異性抗体製剤（BiTE）

BiTE 抗体（bi-specific T-cell engager）は腫瘍細胞表面抗原に対する抗体と抗 CD3 抗体が結合した二重特異性を有する抗体薬で，腫瘍細胞と T 細胞とが架橋するように設計されている。細胞傷害性 T 細胞を腫瘍細胞の近くに誘導することで T 細胞を介した抗腫瘍効果を期待する。

■ブリナツモマブ

CD19 と CD3 に二重特異性を有する抗体薬であり，特に B 細胞系の細胞表面に発現する CD19 および T 細胞表面に発現する CD3 と結合し，抗腫瘍効果を発揮する。再発または難治性の B 細胞性急性リンパ性白血病に有効である。

（3）免疫チェックポイント阻害薬

がん治療の新規治療薬として最も注目されている領域で，がん免疫療法のひとつである。がん細胞に対する免疫反応，すなわちがん免疫は"がん免疫サイクル"とよばれる，樹状細胞によるがん関連抗原の認識と細胞傷害性 T 細胞の活性化，活性化した T 細胞による腫瘍細胞の認識，細胞毒の放出による腫瘍細胞のアポトーシス誘導という，一連のプロセスが機能して初めて成立する。したがってこのシステムが正常に機能している限りは発生したがん細胞は死に至ることになる。しかしがんの発生はがん細胞が免疫チェックポイントという監視機構から逃避し，

228

生き延びた結果でもあるため，このメカニズムを解明することは，がん免疫療法の開発に直結することになる。そこで最近注目されているのが，PD-1（別名：CD279），PD-L1，CTLA分子である。

　PD-1はT細胞の表面に発現している受容体である。一方，そのリガンドであるPD-L1（B7-H1，CD274）とPD-L2（B7-DC，CD273）は通常抗原提示細胞である樹状細胞の表面上に発現し，PD-1との結合によってTCRシグナル抑制を介してT細胞の活性化や増殖を抑制し，免疫寛容状態を誘導する。この機構はがん細胞にも存在し，がん細胞の表面に発現しているPD-L1がT細胞上のPD-1との結合によってT細胞の機能を抑制し，T細胞からの攻撃を回避していることが知られている（**図12-5**）。この機構はがん細胞の免疫逃避機構のひとつである。そこでPD-1とPD-L1/PD-L2との相互作用を阻害することでがん免疫の誘導が可能になるとの考えに基づいて創出されたのがPD-1やPD-L1分子を標的とした抗体療法である。抗PD-1抗体は現在ニボルマブとペムブロリズマブの2種類の抗体薬が国内で承認されている。さらに現在

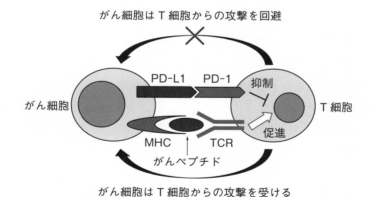

図12-5　PD-1/PD-L1経路による抗腫瘍免疫応答の抑制

少なくとも 2 種類の抗体薬が開発中である。ニボルマブは 2014（平成 26）年に世界に先駆けて根治不能な悪性黒色腫への適用が承認された抗 PD-1 抗体のひとつで，現在，悪性黒色腫のほかに，非小細胞肺がん，腎細胞がん，ホジキンリンパ腫，頭頸部がん，胃がん，悪性胸膜中皮腫，高頻度マイクロサテライト不安定性（MSI-High）を有する結腸・直腸がん，食道がんに使用が認められている。ペムブロリズマブは悪性黒色腫，非小細胞肺がん，ホジキンリンパ腫，尿路上皮がん，MSI-High を有する固形がん，腎細胞がん，頭頸部がんに使用が認められている。

　抗 PD-L1 抗体は現在アベルマブ，アテゾリズマブ，デュルバルマブの 3 種類の抗体薬の使用が承認されている。アベルマブはメルケル細胞がん，腎細胞がん，アテゾリズマブは非小細胞肺がん，進展型小細胞肺がん，トリプルネガティブ乳がん，デュルバルマブは非小細胞肺がんに使用が認められている。

　そのほかに，CTLA-4 分子を標的とした抗体薬も開発されている。CTLA-4 は T 細胞の活性化によって T 細胞表面に発現誘導される分子で，細胞外領域は副刺激分子である CD28 と類似しているが，CD28 に比較して樹状細胞の表面上に発現する CD80 や CD86 により強力に結合し，CD28 の T 細胞の活性化や増殖に必要な副刺激を入れる作用に拮抗して，これを抑制する。この機構もがん細胞の免疫逃避機構のひとつである。抗 CTLA-4 抗体は CTLA-4 と CD80/CD86 との結合を遮断しがん免疫を誘導する抗体薬で，現在，悪性黒色腫を中心に開発が進められている。また抗 CTLA-4 抗体と抗 PD-1 抗体を併用した臨床試験も行われており，併用群での全奏効率が 60% で比較的長期間効果が持続することが明らかとなった。アメリカ合衆国食品医薬局（Food and Drug Administration：FDA）は特殊な悪性黒色腫を対象に抗 PD-1 抗体と抗

CTLA-4 抗体の併用療法を迅速承認していることからもこれらの併用療法の治療効果を窺い知ることができる。イピリムマブが悪性黒色腫（単剤，ニボルマブとの併用），腎細胞がん（ニボルマブとの併用）に使用が認められている。

（4）CAR-T 細胞

　がん免疫療法として免疫チェックポイント抗体療法（前述）のほかに，キメラ抗原受容体（chimeric antigen receptor：CAR）導入 T（CAR-T）細胞療法が注目されている。

　CAR とは，免疫グロブリンの H 鎖と L 鎖の可変部を一本鎖にした抗体（single chain variable fragment：scFv）と抗原刺激を細胞内に伝える T 細胞受容体（T-cell receptor：TCR）のシグナル伝達部位を人工的に結合させたキメラ分子である。CAR を遺伝子導入した T 細胞（CAR-T）は，scFv を介して腫瘍細胞に発現している標的分子と結合することでその下流のシグナルドメインを介して活性化され，サイトカインや細胞障害性タンパクが放出され腫瘍細胞を傷害する。また産生されたサイトカインは他の免疫担当細胞を誘導することで間接的な抗腫瘍効果をもたらす。第二世代 CAR では共刺激シグナルを介した第二の抗原応答反応により抗腫瘍効果が得られる。さらに特性の異なる共刺激シグナル分子をひとつの CAR に組み入れた "第三世代 CAR" の開発も進んでいる。

　チサゲンレクルユーセルは CD19 特異的 CAR-T 細胞で，患者自身から採取した T 細胞から作製した CAR-T 細胞を再び体内に戻すことで CD19 を細胞表面に発現する B 細胞性の腫瘍を認識して攻撃する。再発または難治性で CD19 陽性の B 細胞性 ALL と DLBCL を適応症として承認されている。

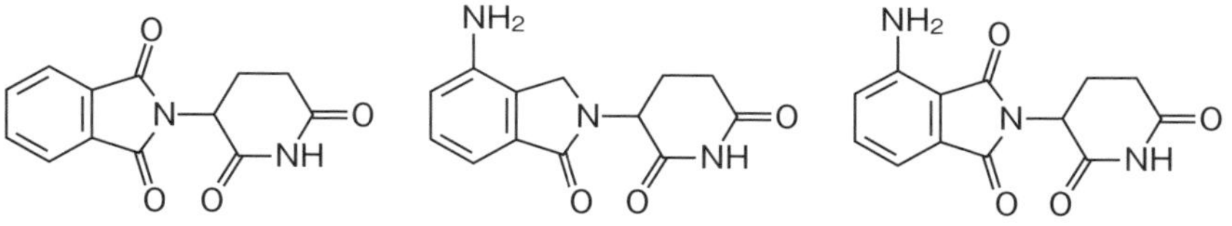

サリドマイド	レナリドミド	ポマリドミド

図 12-6　免疫調節薬（IMiDs）の種類
（櫻井　隆，他編：疾病の回復を促進する薬，p.205，放送大学教育振興会，2017 より転載）

4．その他の抗がん薬

（1）免疫調節薬（IMiDs）

　サリドマイドやサリドマイド誘導体であるレナリドミドやポマリドミドがあり（**図 12-6**），多発性骨髄腫の治療薬として承認されている。

a）サリドマイド

　サリドマイドは海外では 1957 年に睡眠薬「コンテルガン」，日本では 1958（昭和 33）年に睡眠薬「イソミン」として発売され，1960（昭和 35）年にはサリドマイドを含有する胃腸薬「プロバン M」が発売され，妊婦の悪阻止め薬としても使用された。その結果，新生児にサリドマイド胎芽症を引き起こすこととなった。この世界規模の薬害となったサリドマイド禍によって，一時期，世の中から葬り去られた薬剤でもある。しかし 1990 年代に入り，さまざまな薬理効果が明らかとなり，再び表舞台に登場することになった。この薬剤には直接的な抗腫瘍作用，血管新生抑制や接着因子の発現抑制，破骨細胞の分化・機能抑制などの腫瘍微小環境への作用，T 細胞刺激や Treg 抑制，NK/NKT 細胞活性化などの免疫調整作用などの効果を認め，多発性骨髄腫をはじめ，ハンセン氏病，悪性黒色腫，カポジ肉腫，前立腺がん，骨髄線維症などに臨床効

果を示している。本邦では 2008（平成 20）年 10 月に再発または難治性の多発性骨髄腫の治療薬として承認されている。サリドマイドは体内に広く移行し，しかも精液，胎児，母乳中に移行することから，過去の不幸を繰り返すことのないよう，患者・医療者は TERMS® (thalidomide education and risk management system) を遵守することが義務づけられている。副作用として，傾眠，便秘，口腔内乾燥，皮疹，発熱，末梢神経障害（投与期間に比例して頻度が増す）がみられる。また欧米に比べて頻度は低いが，深部静脈血栓症，肺梗塞症がみられるため，血栓症の高リスク患者にはアスピリンやワルファリンカリウムの予防投与が推奨されている。サリドマイド単剤で使用することもあるが，メルファランおよび副腎皮質ホルモン薬との併用が多い。

　サリドマイドの標的分子としてセレブロンが同定されている。セレブロンはユビキチンリガーゼのひとつで，その基質としてリンパ球の分化に必須な分子である IKZF1/3 が同定された。IKZF1/3 の分解は骨髄腫細胞への直接的な増殖抑制や IL-2 産生を介した免疫調節作用に関与している。

b）レナリドミド

　サリドマイド骨格のひとつのオキシ基の代わりに，4 位の位置にアミノ基を付加した誘導体である（**図 12-6**）。免疫調整作用や直接的な抗腫瘍作用はいずれもサリドマイドに比して強力であるが，血管新生抑制効果は弱い。日本では多発性骨髄腫と 5q-症候群（骨髄異形成症候群の一種），再発または難治性の成人 T 細胞白血病リンパ腫に対する使用が承認されている。副作用はサリドマイドとほぼ同様であるが，サリドマイドに比較して，傾眠，便秘，末梢神経障害は少ない。一方，好中球減少，血小板減少などの骨髄抑制が高頻度にみられる。深部静脈血栓症，肺梗塞症もみられるため，サリドマイドと同様の対応が必要である。

c）ポマリドミド

　サリドマイド骨格の 4 位の位置にアミノ基を付加した誘導体である（**図 12-6**）。IMiDs のなかで最も高い免疫調整作用を有している。好中球減少，血小板減少などの骨髄抑制が高頻度にみられるが，レナリドミドと同様に，傾眠，便秘，末梢神経障害は少ない。深部静脈血栓症，肺梗塞症がみられるため，サリドマイドと同様の対応が必要である。再発・難治性の多発性骨髄腫に使用が認められている。

（2）分化誘導薬

a）all-trans retinoic acid（ATRA）

　ビタミン A の誘導体である ATRA は急性前骨髄球性白血病（acute promyelocytic leukemia：APL）の分化誘導療法に用いられる。APLは 15 番染色体長腕（15q22）に座位する転写制御因子 *PML* 遺伝子と17 番染色体長腕（17q12）に座位するレチノイン酸レセプター α（*RARA*）遺伝子が相互転座し *PML-RARA* 融合遺伝子が形成されることで発症する。具体的には PML-RARA 融合タンパク質がアポトーシスに関与する PML タンパク質と好中球分化に関与する RARA タンパク質の機能をともに阻害することでアポトーシスが抑制された細胞が前骨髄球のレベルで分化を停止し，APL を発症すると考えられている（**図 12-7**）。ATRA は PML-RARA 融合タンパク質を分解し，その結果，PML や RARA の本来の機能が回復し，APL 細胞は好中球へと分化しながら，アポトーシスによる細胞死を迎える。これが分化誘導療法と言われる所以である。

　高頻度にみられる副作用としては中性脂肪の上昇，肝酵素の上昇，口唇・皮膚乾燥，頭痛，発熱，骨痛，骨髄線維症などがみられ，ときにAPL 細胞から分化した好中球の急激な増加に伴うサイトカインの過剰

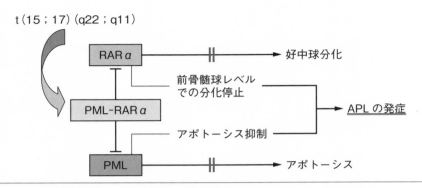

図 12-7　急性前骨髄球性白血病の発症機序
(櫻井　隆，他編：疾病の回復を促進する薬，p.207，放送大学教育振興会，2017
より転載)

産生（サイトカインストーム）と血管透過性亢進によって発熱，呼吸不
全，浮腫などをきたす APL 分化症候群（レチノイン酸症候群）を合併
することがある。

b）タミバロテン（Am-80）

　日本で開発された合成レチノイドである。APL 細胞に対する分化誘
導活性は ATRA の 10 倍と言われている。再発・難治性 APL に対する
使用が認められている。

c）三酸化ヒ素（arsenic trioxide）

　三酸化ヒ素（亜ヒ酸）は，PML-RARA 融合タンパク質の SUMO 化
による分解などによって APL 細胞の分化とアポトーシスを誘導する。
好中球減少などの血液毒性は高頻度にみられ，非血液毒性としては皮
疹，悪心・嘔吐，下痢，肝障害，末梢神経障害，水分貯留，帯状疱疹な
どがみられる。また QT 延長，完全房室ブロックなどの不整脈を起こ
し，特に QT 延長はトルサード・ド・ポワント（torsade de pointes）
タイプの心室性不整脈を引き起こすことがある。ATRA と同様に APL

分化症候群がみられることがある。三酸化二ヒ素が再発または難治性の
APL に使用可能である。

（3）L-アスパラギナーゼ

　L-アスパラギナーゼは血中の L-アスパラギンを分解する酵素で，L-
アスパラギンを必須栄養素とする腫瘍細胞に栄養の供給を遮断すること
で，抗腫瘍効果を発揮する抗悪性腫瘍酵素製剤である。副作用として，
ショック，アナフィラキシー様症状，急性膵炎，凝固異常（フィブリノ
ゲン低下，プロトロンビン低下など），肝不全，脂肪肝などがみられる。
難治性の NK/T 細胞リンパ腫に用いる SMILE（steroid, methotrexate,
ifosfamide, L-asparginase, etoposide）療法の key drug である。急性白
血病（慢性白血病の急性転化例を含む）と悪性リンパ腫を適応症として
承認されている。

引用文献

1）日本血液学会編：血液専門医テキスト（改訂第 3 版）．南江堂，2019.

参考文献

ⅰ）日本臨床腫瘍学会編：新臨床腫瘍学　がん薬物療法専門医のために（改訂第 5
版）．南江堂，2018.
ⅱ）相羽恵介編：抗がん薬の臨床薬理．南江堂，2015 年.

13 | 救急領域で用いられる薬

射場敏明

《**目標＆ポイント**》 生命の危機にある状態に迅速に対処するために，救急医療の現場で用いられる頻度の高い薬剤・製剤について学ぶ。

　救急の現場で用いられる特殊な薬剤，医薬品・農薬などによる中毒に対する処置，解毒薬について学ぶ。

《**キーワード**》 ショック，血栓症，中毒，輸液

1．心停止

　心停止に際しては適切な蘇生処置が何よりも重要であり，まずは正しい胸骨圧迫や気道管理，除細動を実施する必要がある。しかしながら以上の一次救命処置で心拍再開が得られない場合には，引き続き薬剤や医療器具を用いた二次救命処置が必要となる。ここでは二次救命処置で用いられる血管収縮薬や抗不整脈薬について説明を行う。

（1）薬剤投与の手順

　薬剤の投与は効果発現までの時間が最も短い経静脈ルートで行うことが原則であるので，静脈路を確保したうえで実施する。しかしその間も質の高い心肺蘇生が継続実施されている必要があることを忘れてはならない。また静脈路を確保した後は，採血を行って電解質異常の確認などの血液検査を実施することが有用である。

（2）血管収縮薬

　血管収縮薬としてはアドレナリンが心拍再開の確率を高めるとされており，1回1mgを3～5分間隔で繰り返し投与する[1]。

（3）抗不整脈薬

　電気ショックで停止しない難治性の心室細動や無脈性心室性頻拍などに対してはアミオダロン300mgの投与を考慮する。アミオダロンが使用できない場合は，ニフェカラント，もしくはリドカインを使用してもよい。ニフェカラントは0.3mg/kgを，リドカインは1.0～1.5mg/kgを静脈内投与する[1]。

2．ショック

　ショックは生命の維持に必要な組織酸素供給が十分に行われていない状態であり，これを離脱できない場合は短時間のうちに死に至る。ショックの原因にはさまざまな病態が含まれるが，敗血症や大量出血，肺塞栓などは救急領域で頻度の高い基礎疾患である。

（1）ショックの病態

　ショックとは，生体に対する侵襲，あるいは侵襲に対する生体反応の結果，重要臓器の循環が維持できなくなり，持続すると細胞の代謝障害や臓器機能障害をきたして生命の危機に至る急性の症候群である。一般に収縮期血圧90mmHg（あるいは平均動脈圧65mmHg）以下への低下を指標とすることが多い。典型的には交感神経系の緊張により，頻脈，顔面蒼白，冷汗などの症状を伴う。ショックは病態別に，以下の4つに大別される。

a）循環血液量減少性ショック（hypovolemic shock）

循環血液量の減少に伴う循環不全で，出血，脱水，腹膜炎，熱傷などの原因による。

b）血液分布異常性ショック（distributive shock）

循環血液が血管外に移動するためにもたらされる循環不全で，アナフィラキシー，敗血症などの基礎疾患に起因する。

c）心原性ショック（cardiogenic shock）

心臓のポンプ機能失調に伴う循環不全で，心筋梗塞，弁膜症，重症不整脈，心筋症，心筋炎などに起因する。

d）心外閉塞・拘束性ショック（obstructive shock）

大血管や心臓に循環を阻害する物理的要因が存在する場合で，肺塞栓，心タンポナーデ，緊張性気胸などが，基礎疾患としてあげられる。

（2）ショックの治療薬

ショックの治療においては，まず病態の把握と原因の除去が必要である。たとえば緊張性気胸に伴う拘束性ショックであれば，気胸が解除されなければショックを離脱することはできない。しかしながら，ときには原因治療と並行して薬物療法が必要な場合もあるので，以下に紹介する。

a）循環血液量減少性ショックの治療薬

循環血液量の減少が原因しているので，まず止血と血管内容量の補充が必要である。実際の治療については，「輸液・輸血」の項で解説を行う。

b）血液分布異常性ショックの治療薬

この型のショックでも輸液が効果的な治療であるが，それ以外に用いられている薬物を以下に示す。

■アナフィラキシーショックの治療

　アナフィラキシーショックでは，アレルギー反応により肥満細胞などから放出されたヒスタミンが血管内皮細胞より一酸化窒素（NO）を放出させ，さらに血管平滑筋の弛緩や血管透過性の亢進状態をもたらす。これらによる急激な血管拡張と血管外への血漿成分の移動によりショック状態に陥る。よって治療薬としては，抗ヒスタミン薬が用いられる。しかし血圧の低下に対しては，輸液によって血管内容量を確保しつつ，アドレナリンを投与することが必要である。アドレナリンの投与量は，一般に 0.01 mg/kg（成人で 0.5 mg，小児で 0.3 mg）で，大腿中央の前外側，大腿四頭筋肉内が推奨されている。アドレナリンの血中濃度は注射後約 10 分で最高値に達し，その後 40 分程度で半減するので，必要であれば追加投与を行う。アドレナリン以外の血管収縮薬としては，ドパミンが使用される。ドパミンは 5 μg/kg/分から開始し，血圧や心拍数などを観察しながら用量調節を行う。

■敗血症性ショックの治療

　敗血症初期のショックは，感染に伴う血管拡張物質の産生により，体血管抵抗が減少した血液分布異常性ショックである。敗血症性ショックに対する初期輸液療法は，30 mL/kg 以上あるいは 2,000 mL を 1 時間で投与するという大量輸液が推奨されており[2]，また輸液内容については生理食塩水や乳酸リンゲル液などの晶質液を優先し，状況に応じてアルブミン液の併用を考慮してもよいとされている。また赤血球輸血に関しては，血中ヘモグロビン値が 7 g/dL を維持できるように実施することが推奨されている。そして，このような輸液療法で効果不十分の場合は循環作動薬としてノルアドレナリンあるいはバソプレシンを投与することが推奨されている。

　敗血症性ショックでは病原体の感染によって産生された炎症性メディ

エイターやサイトカインによって血管拡張と血管透過性の亢進がもたらされ，血圧が低下する。敗血症性ショックは初期には"warm shock（温かいショック）"と表現されるように，末梢血管の拡張によって四肢末梢はその他のショックと異なり温かいことが多い。これは NO の産生亢進に起因するものであるが，この状態が持続するとやがて重要臓器の循環不全状態に陥る。

c）心原性ショックの治療薬

この領域のショックに関する治療薬については，第 6，7 章の「循環器系に作用する薬」を参照されたい。

d）心外閉塞・拘束性ショックの治療薬

ショックの基礎疾患として頻度が高いのは肺塞栓，心タンポナーデ，緊張性気胸などである。いずれも物理的圧迫や閉塞が障害の主因であり，治療はその除去が基本ということになる。

（3）カテコールアミンの作用と効果の比較（表 13-1）

アドレナリンは強力な β_1 刺激作用を有する。これにより心拍数は増加し，心収縮力も増大して心拍出量は増加する。さらに α 作用により血管を収縮させて上圧効果を発揮する。しかし一方で β_2 刺激作用による血管拡張作用で収縮効果が相殺されて，ノルアドレナリンほど強力な血管収縮作用がみられない。これに対しノルアドレナリンには α および β_1 刺激作用がみられるが β_2 刺激作用はない。したがって血管の収縮と心収縮力の増大により強力な血圧上昇効果が得られる。しかし持続的な使用により，しばしば四肢末梢の虚血性壊疽がみられるので注意が必要である。ドパミンは血圧の上昇を目的とするならば，$3\sim10\,\mu g/kg/$分の中等量，もしくはそれ以上の高用量が必要である。この用量ではノルアドレナリンを介した α 受容体の刺激により，末梢動脈収縮による血

表 13-1　各種カテコールアミンの比較

	投与速度 (μg/kg/分)	受容体への作用			生理作用		
		α	β_1	β_2	心収縮力↑	心拍数↑	血管収縮
アドレナリン	0.03〜0.3	+++	+++	++	+++	++	↑
ノルアドレナリン	0.03〜0.3	+++	+++	−	+++	−	↑
ドパミン	1〜3	−	−	−	−	−	−
	3〜10	+	+	−	++	+	↑
	10〜	+	++	+	++	++	↑
ドブタミン	1〜10	+	++	+	++	+/−	+/−

α：血管収縮に機能，β_1：心収縮力を増強し，心拍数を上昇させる，β_2：血管拡張作用
（櫻井　隆，他編：疾病の回復を促進する薬，p. 214，放送大学教育振興会，2017 より一部
改変，転載）

管抵抗の増大で血圧上昇がみられる。また β_1 受容体の刺激作用により
心収縮力増強による血圧上昇効果も得られる。さらに洞結節の β_1 受容
体も刺激して心拍数の上昇も認められる。この血管抵抗の増大と心拍出
量の増加は，心臓仕事量増大という点では心負荷を増大させることにな
るが，致死的な臓器障害を回避するためにしばしば用いられている。ド
ブタミンについては，その強力な β_1 刺激作用により用量依存性に心拍
数および心収縮力を増加させることが期待できる。また α 刺激作用と
軽度の β_2 作用により，ほどほどの血管収縮効果を示す。ドパミンとド
ブタミンは，同程度に心筋酸素需要量を増加させるが，ドブタミンはそ
れに見合うだけの心筋血流量を増加させるとの報告もあり，心負荷は少
ないという見解がある。しかし高用量は頻脈を起こすので注意が必要で
ある。また高用量で使用すると血管収縮にはたらく α 作用と β_2 作用が
拮抗して血管抵抗への影響は小さくなり，実質的には選択的 β_1 刺激薬
として機能することになる。ただし神経終末からのノルアドレナリン放
出を促さないため，ドパミンに比べると心拍数の増加は少ないと考えら
れる。

3．血栓症

　心停止やショックとともに緊急対応が必要となる状態として血栓症がある。人口の高齢化に伴い血栓症のリスクは増加し，治療の機会が増えつつある。しかし血栓症の治療薬には重篤な有害事象がみられるものが多いので，その理解が重要である。血栓に対する薬物治療としては，抗凝固療法，抗血小板療法，血栓溶解療法があり，前二者が新たに血栓が形成されないことを目的とした治療であるのに対し後者は形成された血栓を溶かすことを目的としており，それぞれ治療薬が異なるので注意が必要である。

（1）抗凝固療法

　心停止例や高度のショック状態をきたした肺塞栓症では，まず経皮的人工心肺補助（percutaneous cardio pulmonary support：PCPS）や手術，カテーテル治療などによって循環動態の安定を図る必要があるが，循環動態が比較的安定している状態では，高度な出血症状がみられない限り血栓溶解・抗凝固を目的とした薬物療法が実施される。以下に「肺血栓塞栓症および深部静脈血栓症の診断，治療，予防に関するガイドライン（2017年改訂版）」[3] を参考に各薬剤の解説を行う。

a）未分画ヘパリン

　未分画ヘパリンはアンチトロンビンと結合し，アンチトロンビンがトロンビンや活性化第 X 因子を阻害することによって抗凝固作用を発揮する。未分画ヘパリンの欠点としては，抗凝固作用の発現程度に個人差が大きいこと，出血頻度が他の抗凝固薬と比較すると高いこと，ヘパリン起因性血小板減少症（heparin-induced thrombocytopenia：HIT）を惹起する可能性があることなどがあげられる。一方優れた点としては活

性化部分トロンボプラスチン時間（activated partial thromboplastin time：aPTT）でモニタリングが可能であること，半減期が約 1 時間と短く調節性に優れること，プロタミンで拮抗可能であることなどがあげられる。投与方法としては，初回 5,000 単位を静脈内に投与し，その後 10,000〜15,000 単位を 24 時間かけて持続点滴投与する。この間，aPTT をはじめ 4〜6 時間間隔で測定し，効果が安定すれば 1 日 1 回の測定とする。有効治療域は aPTT 値が正常の 1.5〜2.5 倍に延長する程度である。

b）低分子ヘパリン

　低分子ヘパリンは未分画ヘパリンの欠点を改良したヘパリンである。半減期は 3〜4 時間と長くなっており，作用点はトロンビンよりも Xa が主体である。このため皮下投与が可能であり，未分画ヘパリンと比較すると出血頻度が低い。本邦では急性肺血栓塞栓症の原因の大多数をしめる整形外科手術や腹部手術後の深部静脈血栓症の予防薬として保険適用が認められている。実際の投与はエノキサパリン 1 回 2,000 単位を 12 時間間隔で 1 日 2 回皮下投与する。しかし，現時点では血栓塞栓症発症後の治療薬としての使用は認められていない。なお，本薬は腎排泄性であり，腎障害がみられる場合は慎重に投与する必要がある。

c）ペンタサッカライド

　アンチトロンビンを活性化する最小単位であるペンタサッカライドは，血栓塞栓症の予防および治療に保険適用が認められている。ペンタサッカライドも低分子ヘパリンと同様に抗 Xa が主作用であり，出血リスクは未分画ヘパリンよりも低い。また半減期も長く，具体的にはフォンダパリヌクス 1.5〜2.5 mg を 1 日 1 回皮下投与する。また本薬も低分子ヘパリンと同様に腎排泄性であり，腎障害がみられる場合は慎重に投与する必要がある。

d） その他の抗凝固薬

救急領域では抗凝固療法中の出血に対する処置が重要な課題である。経口抗凝固薬に関しては50年以上もの間，ワルファリンがほぼ唯一の治療薬であった。しかし今世紀に入り，ワルファリンに代わる新規抗凝固薬の開発が本格化し，標的とする凝固因子を選択的かつ可逆的に活性阻害する新規経口抗凝固薬（new oral anticoagulant：NOAC）が次々と使用可能になった。まずはじめに選択的トロンビン阻害薬であるダビガトランが，続いて活性型第X因子（Xa）阻害薬であるリバーロキサバン，アピキサバン，そしてエドキサバンが登場し普及しつつある。以下にこれらの薬剤についての紹介を行う。

■ワルファリン

ワルファリンは本邦では50年以上にわたって使用され続け，いまだに頻用されている抗凝固薬である。ワルファリンは血液中の血液凝固因子の作用を直接阻害するわけではなく，肝でビタミンKと拮抗して凝固第Ⅱ・Ⅶ・Ⅸ・Ⅹ因子などのビタミンK依存性凝固因子のタンパク合成を阻害することによって凝固を抑制する。心原性脳塞栓症の再発予防における有効性は数次にわたる臨床試験で検証されており，相対リスク軽減は64％と報告されている。そして「脳卒中治療ガイドライン2015」[4]においても非弁膜症性心房細動における脳梗塞患者の再発予防にinternational normalization ratio（INR）2.0〜3.0を目標としたワルファリン投与が依然として高い推奨を受けている（レベル1）。しかし治療域が狭く定期的にINRによってモニタリングを行う必要性と微妙な用量調整が必要であることなどの欠点があげられている。実際に薬剤抵抗例やprothrombin time（PT）不安定症例は少なからず存在し，また相互作用のみられる薬剤が多いことやビタミンKを含有する食物の摂取制限が必要なこと，半減期が長く効果発現には時間を要することな

ども欠点としてあげられる。一方優れた点としてはコストがかからないことや，モニタリングが可能で拮抗薬も存在することなどがあげられる。ちなみにワルファリン投与中の出血に対してはビタミンKが投与されるが，即効性は期待できないため，緊急に止血する必要がある際には新鮮凍結血漿，もしくは濃縮プロトロンビン複合体製剤の投与が行われる。

■ダビガトラン

ダビガトランは新規経口抗凝固薬（NOAC）のなかで最も早く開発が進んだ選択的トロンビン阻害薬である。脳卒中または全身性塞栓症の発症予防効果を比較した第Ⅲ相臨床試験では，有効性主要評価項目である脳卒中および全身性塞栓症の発症率が，ワルファリン群と比較した場合に，同等かもしくは優位であることが示され，大出血の発現率はワルファリン群と比較して有意に少ないことが示された。しかし問題点として，腎排泄率が80％であるため血中濃度は腎機能に左右されることなどがあげられる。また75歳以上の高齢者では消化管出血がワルファリンよりも高頻度に認められることにも注意が必要である。ダビガトラン投与中の重大な出血に対しては中和薬としてイダルシズマブが用いられる。

■リバーロキサバン

リバーロキサバンはアンチトロンビンの活性化を介さない直接的活性型第X因子（Xa）阻害薬である。作用のターゲットとなるXaが，ダビガトランのターゲットであるトロンビン（Ⅱa）よりも血液凝固カスケードの上流に位置することから，より出血性有害事象が少ないと期待されている。またXa 1分子はトロンビン1,000分子を産生するとされており，トロンビン活性を直接抑制するよりも，より効率的に凝固反応を抑制できる可能性も指摘されている。大規模臨床試験ではワルファリン群

との比較において主要評価項目である脳卒中または全身性塞栓症の発病率が減少することが示され，大出血の発現率は同等，頭蓋内出血の発現率は有意に少ないことが示された。NOACに共通した利点は，効果発現までの時間が数時間と速やかであり，また血中半減期も約半日と短時間であることである。一方，NOACに共通した欠点として，モニタリングの方法がないこと，出血時の拮抗薬がないこと，費用が比較的高額になることなどがあげられる。

■その他の直接的 Xa 阻害薬

リバーロキサバンに続いて，アピキサバンとエドキサバンが開発された。いずれの薬剤も効果や副作用，利点や欠点は共通しているが，リバーロキサバンとアピキサバンは非弁膜症性心房細動における虚血性脳卒中の予防，深部静脈血栓症および肺血栓塞栓症の治療・再発抑制が適応症とされており，エドキサバンはこれらに加えて下肢整形外科術後の血栓症塞栓症の予防も適応とされている。

（2）抗血小板療法

抗血小板療法は脳梗塞や心筋梗塞などの動脈系血栓症の治療として実施されることが多い。これは流速の早い動脈系においては血栓形成の足がかりとなっているのが血小板であり，血小板を中心とした一次止血栓の形成を抑制するためには抗血小板治療が有効であるためである（**図13-1**）。これに対し流速の遅い静脈系で形成される二次止血栓の対策には，フィブリンの形成抑制を目的として抗凝固薬が用いられることが多い。抗血小板薬として用いられているのはアスピリン，チクロピジン，クロピドグレル，オザグレル，プラスグレル，シロスタゾールなどの薬剤である。

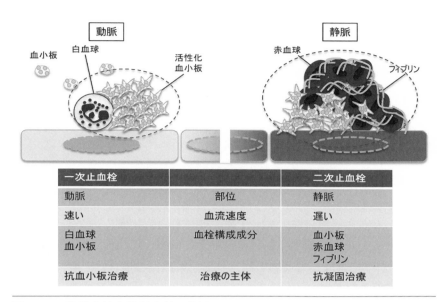

一次止血栓	部位	二次止血栓
動脈	部位	静脈
速い	血流速度	遅い
白血球 血小板	血栓構成成分	血小板 赤血球 フィブリン
抗血小板治療	治療の主体	抗凝固治療

図 13-1　動脈血栓と静脈血栓の相違

（3）血栓溶解療法

　血栓溶解療法は，積極的に血栓を溶解することを目的とした治療であるがゆえ，重篤な出血性合併症のリスクが抗凝固療法よりも高くなるので慎重に実施する必要がある。以前はウロキナーゼが使用されていたが，現在ではより効果の強い組織プラスミノーゲンアクチベータ（tissue plasminogen activator：t-PA）が脳虚血性脳血管障害（脳血栓），冠動脈血栓（心筋梗塞），急性肺塞栓症に用いられている。t-PA はフィブリン血栓に対する親和性が強く，血栓中のプラスミノゲンをプラスミンに変換することによってフィブリンを溶解して血栓を縮小させる効果が期待できる。本邦ではアルテプラーゼが脳血管障害急性期（4.5時間以内）と急性心筋梗塞（6 時間以内）を適応症として認可されてい

る。またモンテプラーゼが急性心筋梗塞（6時間以内）と血行動態が不安定な急性肺塞栓症を適応として使用可能である。繰り返しになるが，t-PA製剤を用いる際には致死的な頭蓋内出血をはじめとする重篤な出血性合併症に十分注意することが必要であり，慎重な症例選択と経過観察が必須であることを忘れてはならない。

4．出血

（1）循環血液量減少性ショックに対する輸液療法

　循環血液量減少性ショックでは原因の除去とともに，輸液療法が必須である。たとえば出血性ショック例に対しては止血処置とともに，出血量を予想し，その後まず1L程度（小児では20 mL/kg）の生理食塩水を15分かけて輸液して反応を観察する。大出血の場合は一般に生理食塩水の代わりに乳酸リンゲル液が用いられる。その後は臨床的パラメータが基準範囲内に回復するまで輸液を繰り返す。ただし心機能の低下が予想される場合は，心不全に注意して，より少ない用量（250〜500 mL）で慎重に対応する必要がある。また肺水腫の徴候がみられる場合にも輸液治療は慎重に行う必要がある。輸液量の指標としては，血圧や脈拍，尿量とともに中心静脈圧（central venous pressure：CVP）などの指標も有用である。ショック状態からの離脱には，一般に生理食塩水もしくは乳酸リンゲル液2L（小児では40 mL/kg）が必要であるが，これに反応しない場合は赤血球輸血を行う。出血性ショックにおいて止血処置は輸液療法とともに最も重要であり，初期補液と並行して行う必要がある。もし輸液・輸血療法に反応が乏しければ，投与量不足，あるいは認識していない進行中の出血が存在する可能性を考えなければならない。血管作動薬については心原性，閉塞性あるいは血液分布異常性の原因も存在している場合以外は一般に適応とはならない。

（2）大量出血による凝固障害

24 時間以内に 20 単位以上の赤血球輸血を要するような大量出血が，多発外傷や心臓血管外科手術，産科合併症においてみられる場合がある。このような場合には出血性ショックによる組織循環障害，アシドーシス，低体温，さらに消費性，もしくは希釈性の凝固止血障害が複合して止血困難な凝固異常状態が出現する。このような病態に対し，赤血球輸血と晶質液のみによる蘇生を図るのではなく，早期から赤血球輸血とともに新鮮凍結血漿および血小板製剤の投与を積極的に行う大量輸血プロトコール（massive transfusion protocol：MTP）が提唱され，その有用性が確認されている。そして赤血球，新鮮凍結血漿，血小板製剤の割合はさまざまに検討され，今日では各製剤の投与単位比としてそれぞれが 1：1：1 となることを目標とし，少なくとも新鮮凍結血漿や血小板製剤の割合が赤血球 2 に対し，それぞれ 1 以上となるように投与を行うことが推奨されている。さらに外科・産科領域では，大量出血に際しフィブリノゲン製剤（フィブリノゲン濃縮製剤，もしくはクリオプレシピテート），プロトロンビン複合体濃縮製剤（prothrombin complex concentrate：PCC），遺伝子組み換え活性型凝固第 VII 因子（recombinant activated factor VII：rFVIIa）などの製剤を利用することが検討されている[5]。またこのような止血困難状態にある線溶機能亢進状態に対し，外傷においては発症後 3 時間以内に，他心臓血管外科手術や産科大量出血においてもトラネキサム酸を投与することが推奨されている。

5．急性中毒

中毒とは化学物質や自然界に存在する物質の毒性によって生じた生体の有害反応をいう。治療は全身管理や吸収の阻害，排泄の促進とともに，拮抗薬が存在する場合はその投与を行う。

（1） 拮抗薬の作用

a） 受容体で競合的に拮抗する薬剤

　ベンゾジアゼピン受容体やオピオイド受容体で競合的に拮抗する薬剤として，それぞれフルマゼニル，ナロキソンが存在する。またムスカリン受容体で有機リンにより過剰になったアセチルコリンと競合的に拮抗するアトロピンなどがある。

b） 失活酵素の活性化を促進する薬剤

　シアン化合物中毒でシアンイオンを取り込み，失活したチトクロームオキシダーゼを再活性化するヒドロキソコバラミンや有機リン中毒で失活したリン酸化アセチルコリンエステラーゼを再活性化するヨウ化プラリドキシムなどがある。

c） 原因物質と結合する薬剤

　金属やヒ素と結合して排泄を促進するキレート剤や肝で代謝されてシステインとなりアセトアミノフェンの毒性代謝物と結合して排泄を促進するアセチルシステインなどがある。

d） 化学反応により毒性を低下させる薬剤

　シアン化合物中毒でシアンイオンとの化学反応により毒性の低い化学物質に変化させるチオ硫酸ナトリウムなどがある。

（2）拮抗薬の種類（表 13-2）

表 13-2　代表的な中毒の原因物質とその拮抗薬

分類	中毒起因物質	拮抗薬の一般名	代表的薬剤名
ベンゾジアゼピン	ベンゾジアゼピン系薬剤	フルマゼニル	アネキセート
有機リン	有機リン剤	ヨウ化プラリドキシム	パム（PAM）
		硫酸アトロピン	硫酸アトロピン，アトロピン注
アセトアミノフェン	アセトアミノフェン	アセチルシステイン	アセチルシステイン
麻薬	オピオイド	塩酸ナロキソン	塩酸ナロキソン
		酒石酸レバロルファン	ロルファン
ヘパリン	ヘパリン	硫酸プロタミン	硫酸プロタミン
放射性元素	超ウラン元素（プルトニウムなど）	ペンテト酸カルシウム三ナトリウム	ジトリペンタートカル
	放射性セシウム	ヘキサシアノ鉄(Ⅱ)酸鉄(Ⅲ)水和物	ラディオガルダーゼ

引用文献

1）一般社団法人日本蘇生協議会監：JRC 蘇生ガイドライン 2015. 医学書院, 2016.
2）日本集中治療医学会・日本救急医学会合同, 日本版敗血症診療ガイドライン 2016 作成特別委員会編：日本版敗血症診療ガイドライン 2016（J-SSCG2016）. 日本集中治療医学会・日本救急医学会, 2017.
http://www.jaam.jp/html/info/2016/pdf/J-SSCG2016_ver2.pdf（2020 年 1 月 29 日アクセス）
3）日本循環器学会, 他：肺血栓塞栓症および深部静脈血栓症の診断, 治療, 予防に関するガイドライン（2017 年改訂版）. 日本循環器学会, 2018.
http://j-circ.or.jp/guideline/pdf/JCS2017_ito_h.pdf（2020 年 1 月 29 日アクセス）
4）日本脳卒中学会脳卒中ガイドライン委員会編：脳卒中治療ガイドライン 2015

〔追補 2019 対応〕. 協和企画, 2019.

http://www.jsts.gr.jp/img/guideline2015_tuiho2019_10.pdf（2020 年 1 月 29 日
アクセス）

5）宮田茂樹（記載責任者）：大量出血症例に対する血液製剤の適正な使用のガイ
ドライン, version 5.1. 日本輸血・細胞治療学会, 2019.

http://yuketsu.jstmct.or.jp/wp-content/uploads/2019/01/7d65d47d2a24abce
33492c79353a865f.pdf（2020 年 1 月 29 日アクセス）

14 | 妊娠・授乳中，小児への薬の使用

田久保憲行

《**目標＆ポイント**》　薬物の効果には個人差が大きく，同じ患者であっても効果に変化が生じることがある。安全に薬物を使用するためには，薬に対して感受性の高い時期，薬の体内動態の変化について理解することが重要である。特に注意が必要な妊娠・授乳中，小児における薬の使用について学ぶ。
《**キーワード**》　催奇形性，胎児毒性，胎盤通過性，乳汁中薬物濃度，小児の薬物動態

....

1．妊娠中の薬の使用

　妊娠中の女性に薬を投与する場合，間接的に曝露されることになる胎児への影響を考慮しなければならない。しかし，妊娠中の女性を対象とした臨床試験の実施は倫理的にもむずかしく，胎児の安全性に関するデータは限られているため，妊娠中の薬の投与は慎重にならざるをえない。一方で，薬を投与することで病状がコントロールされ，安全に妊娠，出産が継続できるケースも少なくない。妊娠中の薬の投与は，ともすれば胎児にはデメリットしかないように受け止められるが，母体の健康の維持は胎児にとって大きなメリットであり，投与を控えることが逆に胎児の健康を損なう結果につながりうることを理解しておくことが重要である。

（1） 妊娠の基礎知識

a） 妊娠の時期

　妊娠週数は最終月経開始日を 0 週 0 日とし，280 日目にあたる 40 週 0 日を分娩予定日とする。この計算は，最終月経開始から 2 週間後（妊娠 2 週 0 日）に排卵・受精が起こることを前提としている。月経周期が不規則な女性の場合は週数がずれることもあるので，超音波検査による胎児の計測で推定週数を修正する。日本では妊娠 16 週未満を妊娠初期，16〜28 週未満を妊娠中期，妊娠 28 週以降を妊娠後期とよぶ。

b） 流産と先天異常

　妊娠 22 週未満での妊娠終了を流産という。一般に，全妊娠の約 15％ は流産となる。流産の大部分は妊娠初期に起こり，最も多い原因は染色体異常である。

　先天異常は出生前に原因がある形態的・機能的異常の総称であり，両親に明らかな疾患がなくても一定の頻度で発生する。一般に，出生した児の約 2〜3％ で先天異常が認められる。先天異常の原因は，単一遺伝子異常が 15〜20％，染色体異常が 5〜10％，環境要因が 5〜10％ 程度とされ，残りの大多数は原因不明である[1]。環境要因には母体の妊娠中の感染症や基礎疾患，栄養状態，放射線や化学物質などがあり，妊娠中の薬の使用も環境要因に含まれる。

（2） 妊娠中の薬物動態の特徴

a） 妊娠中の生理的変化と薬物動態 （血中濃度）

　薬物動態に影響するおもな妊娠中の生理的変化としては，腸管通過時間の延長，循環血漿量の増加，体内水分量・脂肪量の増加，血中タンパク濃度の低下，肝の薬物代謝酵素活性の変化，腎血流量と糸球体濾過率の増加などがある。これらのさまざまな変化が同時に起こるため，妊娠

中の薬物動態を予測することはむずかしい。抗てんかん薬や炭酸リチウムは妊娠中の血中濃度が下がりやすいことが知られており，妊娠中・出産前後は血中濃度をモニターしつつ投与量を調整することが時に必要となる。また，妊娠中は悪阻や服薬に対する不安などから怠薬のリスクが高いことも注意しなければならない。

ｂ）胎盤通過性

　胎盤は妊娠 15 週ごろまでに機能が完成する。多くの薬物は母体と胎児の血中濃度勾配に従った単純拡散によって胎盤を通過するが，通過しやすさの程度はさまざまである。一般に，分子量が小さく，脂溶性，非イオン性，タンパク結合能の低い薬物が通過しやすい。一部の薬物はトランスポーターやエンドサイトーシスによる能動的な輸送や，胎盤による代謝の影響を受ける。たとえば，ステロイド薬のひとつであるプレドニゾロンは，胎盤で代謝されるため胎児への移行は少なく，妊娠中の母体の治療に利用される。一方，同じステロイド薬であるベタメタゾンは胎盤通過性が高いため，切迫早産の際の胎児治療に使用される。

（３）胎児への影響

　妊娠中の薬の投与が胎児に与える影響には，妊娠の時期が大きく関係する。

ａ）着床前期

　妊娠 4 週（受精後 2 週）未満は着床前期と言われ，受精卵が細胞分裂を繰り返しながら卵管内を移動し子宮内に着床する時期である。この時期は「all or none（全か無か）」の時期と言われ，薬物曝露を含め何らかの障害が細胞に加わると，障害を完全に修復して妊娠が継続されるか，修復不可能で流産となるかどちらかとなる。

b）胎芽期

　妊娠4週から妊娠9週までは胎芽期と言われ，この時期に主要な臓器が形成されヒトとしての形態ができあがる。この時期に催奇形性のある薬物が投与された場合，臓器の構造異常（先天奇形）が起こる。

　図 14-1[1]) に示すように，形成期間は臓器によって異なるため，各臓器で薬物による影響が発生しやすい時期は異なる。たとえば，口唇は妊娠7週ごろまでに，口蓋は妊娠12週ごろまでに完成するので，妊娠12週以降に口唇口蓋裂の原因となる薬物を投与しても口唇口蓋裂が発生することはない。

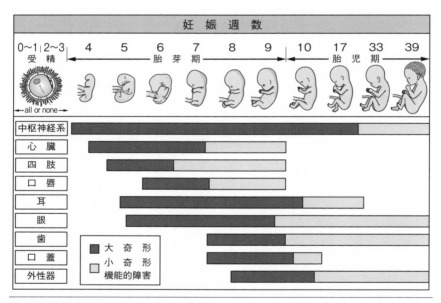

図 14-1　胎児の発生における危険期
（伊藤真也，他編：薬物治療コンサルテーション　妊娠と授乳，改訂2版，南山堂，2014 より一部改変，転載）

c）胎児期

　妊娠 10 週以降から出生までが胎児期で，胎児が発育し臓器の機能が成熟する期間である。多くの重要な臓器の構造はできあがっているため，先天奇形が発生するリスクは胎芽期より低い。しかし，薬物の影響により臓器の機能的異常が生じたり胎児の発育や子宮内環境に悪影響を及ぼしたりすることがあり，これを胎児毒性とよぶ。代表的な薬物として，後述する非ステロイド性抗炎症薬（non-steroidal anti-inflammatory drugs：NSAIDs）による胎児動脈管早期閉鎖や，アンジオテンシン変換酵素（angiotensin converting enzyme：ACE）阻害薬による羊水過少などがある。

（4）妊娠中の薬の安全性に関する情報

　薬の安全性の情報を得るために，最もよく利用されるのが添付文書である。しかし，現状の添付文書はさまざまな問題点が指摘されており，添付文書の情報だけで妊娠中の安全性を判断するのはむずかしい。多くの薬ではヒトのデータが不十分なため，動物実験のデータが記載されているが，サリドマイドのように複数の動物実験で催奇形性がみつからなかったにもかかわらずヒトでは催奇形性のある薬もある。一方，動物実験で催奇形性が認められてもヒトでは確認されない薬も数多くあり，動物実験からヒトでの安全性を推測することはむずかしい。また，妊婦には「投与禁忌」または「投与しないことが望ましい」と記載されている薬のなかには，海外では投与可能とされている薬や，投与を中止することが現実的ではない薬も含まれている。たとえば，臓器移植後の女性が妊娠した場合，「投与禁」だからといって免疫抑制薬の使用を中止すれば，移植臓器の拒絶を引き起こし母体ひいては胎児の生命の危機につながる。このような現状を改善するため，厚生労働省と後述する妊娠と薬

の情報センターを中心に改訂の取り組みが行われ，2018年に免疫抑制薬3剤の禁忌が有益性投与となった。たとえ胎児への一定のリスクがあったとしても，投与の必要性があれば投与されるべきであり，添付文書のみを根拠として安易な薬物の中止を行うことは，結果として母体と胎児を危険にさらす可能性があり注意が必要である。

　これらの問題点をふまえ，最近では日本産科婦人科学会をはじめ，各種専門学会のガイドラインで，妊娠中の薬の投与についてより現状に即した指針が記載されるようになってきた。また，2005（平成17）年には厚生労働省の事業として国立成育医療研究センター内に「妊娠と薬情報センター」が開設され，海外の情報センターと連携して妊娠中の薬剤の安全性に関する情報の提供と収集が行われている。「妊娠と薬情報センター」では電話相談や，全国の拠点病院での専門のカウンセラーによる対面相談も行われており，母子手帳にも問い合わせ先が記載されている（ホームページ：http://www.ncchd.go.jp/kusuri/）。

（5）妊娠中の薬の使用：各論[1,2]

　妊娠中の薬の安全性情報を理解するには，ベースラインリスクと絶対リスクの考え方について理解しておく必要がある。前述したように，全妊娠の約15%は流産に終わり，約2～3%で先天異常が発生する。つまり，薬とは関係なく流産や先天異常が発生するリスク（ベースラインリスク）は誰にでもあるということである。また，ある薬によって特定の奇形Aの発生率が20倍になるというデータがあるとする。20倍というのは自然発生率と比較したときの相対リスクである。奇形Aの自然発生率が100人に1人（1%）のとき，薬を使用した症例で奇形Aが発生する率（絶対リスク）は20%である。一方，自然発生率が1万人に1人（0.01%）の奇形の場合，薬を使用したときの絶対リスクは0.2%で

あり，これは先天異常全体としてはベースラインリスクの 2～3％を大きく上回るようなリスクではないということになる。

a) 解熱・鎮痛薬

　アセトアミノフェンや NSAIDs はいずれも催奇形性の報告はなく，妊娠初期の使用による胎児へのリスクは低い。NSAIDs は胎児動脈管を収縮させる作用が報告されているため，妊娠中期以降は使用を控えることが望ましい。添付文書では，「治療上の有益性が危険性を上回ると判断される場合のみに投与する」とされている。

b) 感冒薬

　市販の総合感冒薬には NSAIDs を含めさまざまな薬物が配合されており，必ずしも必要ではない薬物も含まれている可能性があるため，妊娠中は医療機関で必要な薬剤を適宜処方してもらうことが望ましい。鎮咳薬や去痰薬の多くは古くから使用されているものであり，安全性は高いと考えられている。抗ヒスタミン薬は多くの疫学研究があり，特に第一世代の抗ヒスタミン薬の安全性は確立されている。添付文書では，「治療上の有益性が危険性を上回ると判断される場合のみに投与する」とされている。

c) 喘息薬

　喘息発作による低酸素血症やストレスは胎児にも悪影響を与え，早産や低出生体重児のリスクが増加する。重症な症例ではリスクがより増加する一方，喘息のコントロールが良好であればリスクは増加しないことも報告されている。喘息治療の基本となる吸入ステロイド薬は全妊娠期間を通して胎児への影響はきわめて少ないため，妊娠中も通常と同様に使用することができる。添付文書では，「治療上の有益性が危険性を上回ると判断される場合のみに投与する」とされている。

d）抗てんかん薬

　妊娠中のてんかん発作は，特に意識を失うような発作の場合，低酸素や切迫流産などの胎児への直接の影響のほか，母体の転倒や事故などの事態を引き起こす可能性がある。そのため，妊娠中のてんかんのコントロールは安全な妊娠継続のため非常に重要である。

　バルプロ酸ナトリウムやフェニトインなどの抗てんかん薬は，先天異常のリスクが報告されている。特にバルプロ酸ナトリウムの催奇形性は広く知られており，その発生率はおおよそ10％前後である。特徴的な奇形は二分脊椎などの神経管閉鎖不全で，その発生リスクは通常の20〜30倍である。神経管閉鎖不全の自然発生率は1,000人に1人（0.1％）程度のため，バルプロ酸ナトリウムを内服している場合の神経管閉鎖不全の発生率は2〜3％ということになる。

　抗てんかん薬の投与が必要な場合，催奇形性のリスクがより低い薬物を，単剤かつ必要最小量で投与することが望ましい。しかし，すでに妊娠している場合は，てんかん発作を引き起こすリスクとなるため薬の変更や減量は控えなければならない。添付文書では，「治療上の有益性が危険性を上回ると判断される場合のみに投与する」とされている。

e）抗うつ薬・抗不安薬

　妊娠中のうつ病は，早産や低出生体重児，産後のうつ病や育児への影響など多くの問題との関連が指摘されている。妊娠中は薬に頼らずがまんしたほうがよいという考え方がいまだ根強く残っているが，妊娠中のうつ病に対する適切な治療は，胎児および生まれてきた児の健康にとっても重要であることは強調されるべきである。

　抗うつ薬として広く用いられている選択的セロトニン再取り込み阻害薬（selective serotonin reuptake inhibitor：SSRI）は，催奇形性のリスクが低く安全性が高いことが報告されている。SSRIのひとつであるパ

ロキセチン塩酸塩水和物は，2005（平成 17）年にアメリカ合衆国の食品医薬品局（Food and Drug Administration：FDA）から心奇形発生との関連を疑う報告が発表され，日本でも添付文書が改訂され話題となった。その後，複数の大規模な調査が行われ，パロキセチン塩酸塩水和物による心奇形の発生リスクはあるとしても概ね 2 倍未満という結果であった。心奇形の自然発生率は約 1％であることから，パロキセチン塩酸塩水和物を内服している症例では，心奇形の発生率は 2％未満，つまり先天異常全体の発生率としてはベースラインに 1％未満の上乗せと解釈できる。添付文書では，「治療上の有益性が危険性を上回ると判断される場合のみに投与する」とされている。

　抗不安薬または睡眠薬として広く使用されているベンゾジアゼピン系薬剤は，歴史的に口唇口蓋裂との関連が指摘されてきた。しかし，近年の研究ではいずれも口唇口蓋裂の発生率の増加は確認されておらず，現在では催奇形性は否定的と考えられている。

f）降圧薬

　降圧薬のひとつである ACE 阻害薬は，副作用が少なく腎保護作用があることなどから近年広く使われているが，添付文書上妊娠中の投与は禁忌となっている。その理由は妊娠中期以降に使用した場合，胎児の低血圧と腎血流量低下，無尿と羊水過少を引き起こし，その結果，胎児の肺の低形成や四肢拘縮，頭蓋顔面変形をきたすためである。一方，妊娠初期の使用に関しては，2006（平成 18）年に心血管奇形などとの関連が報告されたが，もともとの母体の基礎疾患（高血圧や糖尿病など）の影響であった可能性が指摘され，その後の複数の研究結果から，現在では直接の関係は否定的と考えられている。添付文書で「禁忌」となっているため，内服中に妊娠が判明すると患者も医療者も動揺してしまうケースが少なくないが，妊娠初期の内服が妊娠中絶を検討する医学的根

拠にはならない。

g）抗甲状腺薬

　バセドウ病の治療薬にはチアマゾールとプロピルチオウラシルの2種類があり，肝機能障害など副作用や有効性の観点から，一般的にはチアマゾールが用いられる。甲状腺機能に関しては，母体の甲状腺機能の正常化を図ることが胎児の発育のためには重要である。しかし，「妊娠初期に内服した抗甲状腺薬が赤ちゃんに与える影響の調査」（Pregnancy Outcomes of Exposure to Methimazole Study：POEM study）が実施され，妊娠初期にチアマゾールを内服した母体から出生した約2.7%の新生児に，臍腸管遺残や臍帯ヘルニア，頭皮欠損を認めたと報告された。添付文書では，「治療上の有益性が危険性を上回ると判断される場合のみに投与する」とされている。今回バセドウ病治療ガイドラインが改訂され，妊娠中のバセドウ病の治療方針と管理につき，「器官形成期である妊娠4週から妊娠15週，特に妊娠5週から9週はチアマゾールの使用を避ける。妊娠16週以降はチアマゾールを第一選択薬とする」と明記された[3]。抗甲状腺薬は胎盤通過性があり，胎児の甲状腺機能に影響を及ぼす。またヨード製剤も胎児の甲状腺機能に影響し，妊娠後期に胎児甲状腺機能低下から胎児の甲状腺腫大を引き起こすことが報告されている[4]。胎児の甲状腺腫大が気道の閉塞を生じ，出生後に呼吸障害を引きおこすため妊娠後期のヨード製剤の使用には注意を要する。

2．授乳中の薬の使用

　授乳中の女性に薬を投与する際，母乳を介した児への薬の曝露が懸念される。授乳中の薬の安全性の情報と母乳栄養のメリットをよく理解していないと，安易に母乳栄養を中止してしまうことになる。実際には，多くの薬で母乳栄養と薬の投与は両立することができる。

（1）母乳の利点

　人工乳にはない母乳の最大の利点として，抗感染作用があげられる。母乳中には免疫グロブリンの IgA や免疫細胞が含まれ，母乳栄養児では人工乳の児と比較し中耳炎や胃腸炎，呼吸器感染症などの発症率が低い。また，母乳栄養児では 1 型糖尿病や炎症性腸疾患，自己免疫疾患の発症率が低いことも報告されており，児の免疫機能を修飾する作用があると考えられている。近年は神経発達に関しても，母乳栄養児は人工乳の児と比較し知能指数が平均 6〜8 ポイント高いことが報告されている[1,2]。

（2）母乳を介した児への薬の曝露に対する評価

　母体側から乳汁中への薬物の移行の程度は薬によってさまざまである。一般に分子量が小さく，脂溶性，塩基性，タンパク結合能の低い薬は受動拡散で移行しやすい。また，トランスポーターを介して輸送される薬もある。

　薬の母体血中濃度と乳汁中濃度の比を乳汁/血漿薬物濃度比（milk-to-plasma drug concentration ratio：M/P 比）という。M/P 比が 1 を超える場合，その薬は「乳汁中に濃縮されている」と表現することもできる。

$$M/P比 = \frac{乳汁中薬物濃度}{母体血中薬物濃度}$$

　M/P 比と母体の血中濃度および児の母乳摂取量がわかれば，児が母乳を介して摂取する薬の量を推測することができる。

母乳を介した薬の摂取量［mg/日］
　　＝ 母体血中濃度［mg/mL］×M/P 比×母乳摂取量［mL/日］

　母乳を介した摂取量が児にとってどの程度の影響を与えるかを評価するためのひとつの指標としてよく用いられるのが，相対的乳児投与量（relative infant dose：RID）である。児が母乳を介して摂取する量を，治療として用いた場合の量と比較した数値である。

　RID 50％とは，児が母乳を介して治療量の50％相当を摂取しているということを意味する。乳児の治療量が決まっていないときは，母親の体重あたりの治療量で代用する。

$$RID［\%］=\frac{児の母乳を介した薬物摂取量［mg/kg/日］}{治療量［mg/kg/日］}×100$$

　また，児の血中薬物濃度には薬物のクリアランスが大きく影響することから，児の薬物クリアランスに注目した RID の変形式が exposure index（EI）である[5]。児の母乳摂取量を 150 mL/kg/日で計算した場合の EI は下記のとおりとなる。このとき EI 50％とは，児の平均血中薬物濃度が，治療量を投与されたときの血中濃度の50％であることを意味する。一般に，RID や EI が 10％以下の薬物は児への影響が少ないと判断される。

$$EI［\%］=\frac{M/P比}{児の薬物クリアランス［mL/kg/分］}×10$$

（3）授乳期の使用に注意が必要な薬[1,2]

　多くの薬の EI は 10％以下であり，薬の投与は授乳を控える理由にな

らない。また，EI が 10% 以上の場合でも，多くの場合は児の様子を注意深く確認しながら授乳を行うことが可能で，授乳が絶対禁忌となる薬は非常に少ない。

a）放射性物質

唯一の授乳禁忌とも言える薬物が，甲状腺機能亢進症の治療に用いられる放射性経口ヨード製剤である。ヨード製剤は，M/P 比が高く甲状腺に集積しクリアランスがきわめて低いため，児の甲状腺機能低下症を引き起こすリスクがある。放射性ヨード製剤ではさらに被曝の問題も加わるため，授乳は禁忌である。そのほかの治療用または診断用の放射性物質は被曝量という点ではあまり問題にならないことが多いが，周囲への被曝を防ぐという観点から一時的に授乳を控えるよう指導されることが多い。

b）Exposure index の高い薬

EI が高く注意が必要な薬としては，ヨード製剤のほかにフェノバルビタールやエトスクシミド，炭酸リチウム，テオフィリンなどがある。これらの薬は母乳を介した曝露で児の血中濃度が治療域に達する可能性があり，かつ，副作用が発現する血中薬物濃度（中毒域）が治療域に近いことから，児の注意深い観察が必要である。

c）抗がん薬

抗がん薬はその性質上，治療量より少ない量でも重篤な副作用を生じうることから，RID や EI などの指標で単純に安全性を評価することはできず，一般的に授乳は行うべきではないとされている。しかし，乳汁中への分泌量がきわめて少ない薬物やほとんど消化管吸収されないと考えられる薬物もあり，今後安全性のデータの蓄積が必要である。

d）抗甲状腺薬

抗甲状腺薬の内服量によっては乳汁中に分泌され，新生児の甲状腺機

能低下を引き起こす可能性がある。諸外国からの報告[6,7]や，バセドウ病治療ガイドライン 2019 ではチアマゾール 10 mg/日以下であれば授乳の制限の必要はないとされている[3]。

（4）授乳中の薬の安全性に関する情報

妊娠中の薬の安全性に関する情報の項で述べたのと同様，添付文書の情報だけで授乳中の安全性を判断するのはむずかしい。薬物が乳汁中へ移行する（乳汁中に検出された）ことのみを理由に「授乳禁」または「投与禁」としている添付文書も多いのが現状である。

個々の薬の情報に関しては専門書籍が参考になるほか，前述の「妊娠と薬情報センター」のホームページには「授乳中に安全に使用できると考えられる薬」「授乳中の治療に適さないと考えられる薬」のリストが掲載されていて便利である。LactMed® はアメリカ合衆国の National Library of Medicine が National Institutes of Health のサポートのもと運営しているインターネットで無料利用可能なデータベースであり，英語であるが最新の授乳に関する情報のサマリーを閲覧することができる。

3．小児への薬の使用

小児の特徴は成長・発達することである。小児はただ単に「大人の身体を小さくしたもの」ではない。成人に至るまでの成長発達過程で，薬物動態や薬に対する反応性は大きく変化する。薬を使用するときには，それぞれの成長発達の段階における小児の特性を十分理解しておく必要がある。

（1）小児の基礎知識

出生から日齢 28 までの 4 週間を新生児期とよぶ。在胎 37 週以前に出

生した児は早産児とよび，成長発達を評価するときは本来の出産予定日
（在胎 40 週 0 日）を基準にした修正週数・修正月齢が用いられる。たと
えば，予定日より 2 か月早い在胎 32 週で出生した場合，生後 2 か月は
修正月齢 0 か月，生後 4 か月は修正月齢 2 か月ということになる。出生
後 1 年までを乳児期，1 歳から 6 歳までを幼児期とよぶ。生後 1 年は身
体的成長が生涯を通じて最も急速な時期である。出生時に 3,000 g 前後
の体重は，生後 4 か月で出生時の 2 倍，生後 1 年で 3 倍となる。また身
長は出生時 50 cm 前後であるが，生後 1 年で 75 cm 程度となり，人生
で最も身長が増加するのが 0 歳から 1 歳の 1 年間である。

（2）小児の薬物動態の特徴[2,8]

a）吸収

　経口投与された薬の吸収は，胃・十二指腸内の pH（水素イオン指
数）や消化管通過時間に影響される。新生児の胃内 pH は出生直後は
6〜8 と高値で，数時間で 1.5〜3 まで下がる。その後 1〜2 歳ごろまで
は胃酸の分泌が少ないため成人より pH は高く，薬物の安定性やイオン
化に影響する。たとえば新生児けいれんに使用される弱酸性薬物のフェ
ノバルビタールは，胃内 pH が高いと吸収が低下する。新生児期・乳児
期は消化管蠕動運動が盛んで消化管内に薬物が滞留する時間が短く，結
果的に薬の吸収が低下する傾向がある。また，新生児では胃内容排出速
度が遅いため最高血中濃度に達する時間が遅くなることがあるが，胃の
蠕動運動は不規則なため時に早くなることもある。そのほか，消化管粘
膜のトランスポーターや代謝酵素の未熟性も生物学的利用率に影響を与
える。

　新生児は，年長児や成人と比較して表皮が薄く，体の体積に対する体
表面積が大きいことから，外用薬の経皮吸収率が高い。特に未熟児で

は，ステロイド外用薬などにより全身性の副作用が出現することもある。

b）分布

　新生児の体重あたり水分率は約80％と高く，1歳ごろまでに成人と同様の60％程度まで低下する。そのため，ゲンタマイシン硫酸塩などの水溶性薬物は小児では体重あたりの分布容積が大きく，目標のピーク濃度を得るために体重あたりの1回投与量は高く設定される。一方，脂溶性薬物の分布容積は年齢による差はあまりない。新生児期・乳児期早期は血中タンパク濃度が低く，特に新生児期早期はビリルビンなどの薬物と競合する内因性物質も存在するため，タンパクと結合していない遊離薬物濃度の分画が増加する。薬効を示すのは遊離型薬物であるため，総血中濃度が同じでも新生児や乳児では成人より薬理作用が強くでることがある。

c）代謝[9]

　薬の代謝にかかわる酵素の活性は，成長に伴い変化する。第一相代謝酵素のチトクロム P450（CYP）のうち，成人の肝臓に最も豊富に存在する CYP3A4 は，胎児期にはほとんど認められない。胎児期のおもな CYP は CYP3A7 で，生直後をピークにその後急速に消失する。CYP3A4 は生後1週間以内に出現し急速に増えていく。CYP2C9，CYP2C19，CYP2D6，CYP2E1，第二相代謝酵素の UDP-グルクロン酸転移酵素（UGT）も，出生後に活性が上昇する。1950年代に問題となった抗菌薬のクロラムフェニコールによる新生児のグレイ症候群は，UGT2B7 の未熟性に起因している。モルヒネ塩酸塩水和物も UGT2B7 で代謝されるため，生後10日以内の新生児では，1歳児と比較して1/4の体重あたり投与量で同じ血中濃度に達する。

　一部の代謝酵素は，小児期に成人よりも活性が高くなる時期がある。

カルバマゼピンはおもに CYP3A4 で代謝されるが，小児期はクリアランスが高く，治療域の血中濃度を維持するために必要な体重あたり投与量は成人より多い。カフェインやテオフィリンの代謝にかかわる CYP1A2 は生後 1〜3 か月後から出現し，生後 6 か月以降は成人より高い活性を示し，思春期ころから成人と同等の活性に近づく。

d）排泄

　腎臓の形成は妊娠 9 週ごろから始まり，36 週ごろに完成する。満期産の児の糸球体濾過率（glomerular filtration rate：GFR）は 2〜4 mL/分/1.73 m^2 であるが，早産児はより低い数値となる。GFR は生後 2 週間の間に急速に増加し，生後 8〜12 か月までに成人値（おおよそ 100 mL/分/1.73 m^2）に達する。腎排泄される薬のクリアランスは腎機能の成熟度に大きく左右されるため，投与時には注意が必要である。たとえば，乳児にゲンタマイシン硫酸塩を投与する際は，過剰な血中濃度の上昇を抑えるために投与間隔を成人より長く設定する必要がある。

（3）小児の薬物反応性

　臨床的には小児と成人で薬物に対する反応性の違いはよく観察される。たとえば，バルプロ酸ナトリウムの肝障害は小児に多く，抗がん薬による嘔気・嘔吐の発現は小児で少ない。しかし，これらの成長に伴う反応性の変化についてはまだほとんど解明されておらず，最近ようやく研究が進みはじめたところである。新生児では成人と比較しオピオイドによる中枢神経抑制作用が強いことが知られているが，その原因のひとつとして，オピオイドを細胞外に排出するトランスポーターである P-糖タンパク質の発現が新生児の脳組織では低いことが報告されている[10]。

（4）小児の薬物用量

　成人の用法用量は通常，添付文書に記載されている。しかし，小児領域で頻繁に使用されている薬であっても，小児に対する明確な用法用量が記載されていない薬は少なくない。そのような場合，成人の薬物用量を基準に体重や体表面積から小児の薬物用量を換算することが多い。体重を用いた換算よりも体表面積を用いた換算のほうが血中濃度との相関は良いことが多いが，計算は煩雑である。そのため，von Harnack の換算表や，年齢から体表面積あたりの薬物用量を近似できる Augsberger の式が広く用いられている[11]。

Clark の式：小児の薬物用量 $= \dfrac{\text{小児の体重}}{\text{成人の標準体重}} \times \text{成人量}$

Augsberger の式：小児の薬物用量 $= \left\{ \dfrac{\text{年齢} \times 4 + 20}{100} \right\} \times \text{成人量}$

von Harnack 換算表：

年齢	1か月	3か月	6か月	1歳	3歳	7.5歳	12歳	成人
薬用量	1/10	1/6	1/5	1/4	1/3	1/2	2/3	1

　しかし，前述のように，小児における薬物動態は成長発達の段階によって大きく変化するため，小児の薬物用量を一律に決定することはできない。特に，有効血中濃度の幅が狭い薬や治療域と中毒域が近い薬は，実際の薬物動態のデータに基づいて個別に投与量を設定する必要がある。そのためには，小児を対象とした臨床試験によるデータの収集が必須であり，近年，国外および国内で小児での臨床試験を推進するためのさまざまな取り組みが行われている。

（5）薬の剤形とアドヒアランス

　一般に，6 歳前後からカプセルや錠剤を内服できるようになる。6 歳未満でもカプセルや錠剤の内服ができることもあるが，投与量の問題から散剤やシロップ剤を使用することが多い。成人用の錠剤を粉砕したり，カプセルをはずしたりして投与することもしばしば行われている。しかし，粉砕や脱カプセルなどの操作により薬の安定性や吸収に影響が生じる可能性があり，必ずしも十分検討されているとは言えないのが現状である。できるだけ小児用の剤形が用意されている薬を使用することが望ましい。

　内服薬の味は服薬アドヒアランスにかかわる重要な要素である。特に内服の必要性を理解できない幼少児では，嫌がって飲まない，飲ませても吐き出してしまうということがしばしば経験される。ジュースやアイスクリームなど小児の好む飲食物と一緒に与えることも方法のひとつだが，薬によっては苦みが増したり，吸収や安定性に影響を与えたりするものもあるため確認が必要である。また，成人では食後内服が指示される薬が多いが，小児では授乳前や食事前のほうが薬を与えやすいことが多く，投与のタイミングや回数も工夫が必要である。

　注射薬の場合，必要量を正確に計るために成人用製剤を希釈して用いることも多く，特に投与量の少ない新生児では 2 段階で希釈しなければならないこともある。希釈時の単純な計算ミスや，少しの量の取り間違いが，実際の投与量の大きな間違いにつながるため注意が必要である。

付記：本章は櫻井隆，服部信孝編『疾病の回復を促進する薬』（放送大学教育振興会，2017）の第 14 章（坂口佐知著）を，許可をいただいたうえで加筆・補正したものです。

引用文献

1) 伊藤真也, 他編：薬物治療コンサルテーション　妊娠と授乳. 改訂3版, 南山堂, 2020.

2) 日本臨床薬理学会編：臨床薬理学. 第3版, 医学書院, 2011.

3) 日本甲状腺学会編：バセドウ病治療ガイドライン2019. 南江堂, 2019.

4) 草野晋平, 他：妊娠後期に急速に巨大胎児甲状腺腫を来たしたBasedow病母体児の1例. 日新生児成育医会誌 31(2): 460-466, 2019.

5) Ito S, et al.：A novel index for expressing exposure of the infant to drugs in breast milk. Br J Clin Pharmacol 38（2）：99-102, 1994.

6) Azizi F, et al.：Thyroid function in breast-fed infants whose mothers take high doses of methimazole. J Endocrinol Invest 25（6）：493-496, 2002.

7) Azizi F：Thyroid function in breast-fed infants is not affected by methimazole-induced maternal hypothyroidism：results of a retrospective study. J Endocrinol Invest 26（4）：301-304, 2003.

8) Kearns GL, et al.：Developmental pharmacology--drug disposition, action, and therapy in infants and children. N Engl J Med 349（12）：1157-1167, 2003.

9) de Wildt SN, et al.：Drug metabolism for the paediatrician. Arch Dis Child 99（12）：1137-1142, 2014.

10) Lam J, et al.：The ontogeny of P-glycoprotein in the developing human blood-brain barrier：implication for opioid toxicity in neonates. Pediatr Res 78（4）：417-421, 2015.

11) 佐地　勉, 他編：講義録　小児科学. メジカルビュー社, 2008.

15 | チーム医療と薬の安全な使用

田城孝雄

《**目標＆ポイント**》 病院内，在宅ケアなどの場における医薬品使用のプロセスと，医師・看護師・薬剤師など医療スタッフのかかわりについて学び，薬の安全な使用について考える。

《**キーワード**》 多職種連携，在宅医療，社会薬学，多剤併用（polypharmacy），チーム医療

··

1. 薬の安全な使用

薬の安全な使用にかかわる要素として，副反応，オーバードーズ，アレルギー，中毒，用量や回数，設定ミスなどがあげられる。

（1）副反応

本来の薬効に基づくもの以外の反応を，副反応という。副反応には，いろいろな要因，原因がある。アレルギー反応や，本来の作用であるが，過剰に反応して，患者に悪影響があるものなどがあげられる。

a） アレルギー反応

アレルギー反応として，薬疹，アナフィラキシーショックなどがあり，スティーブンス・ジョンソン症候群は，重篤なものである。

■スティーブンス・ジョンソン症候群[1]

スティーブンス・ジョンソン症候群（Stevens-Johnson syndrome：SJS）は，重症型多形滲出性紅斑（erythema exsudativum multiforme major：EEMM）と同義語とされており，これらの皮膚疾患のなかで最

も重篤とされているのが中毒性表皮壊死症である。

SJS は高熱とともに口唇，口腔，眼結膜，外陰部に高度の発赤，びらん，出血などの粘膜病変が，さらに全身の皮膚に紅斑，水疱，びらんが認められる重篤な全身性疾患である。その多くは薬剤が原因で発症する最重症型薬疹のひとつと考えられるが，一部はウイルスや肺炎マイコプラズマ感染に伴って発症する。アレルギー性の皮膚反応（III型アレルギー）と考えられている。

b) 副反応

それ以外の症状として，

①悪心・嘔吐 ほか

悪心・嘔吐や胃部不快感などの消化器症状や，喘息がある。

②抗がん剤の白血球減少症などの骨髄抑制，心毒性。

③降圧薬の副作用は，頭痛，動悸，歯肉増生（カルシウム拮抗薬），咳（咳嗽・空咳；ACE〈アンジオテンシン変換酵素〉阻害薬），低カリウム血症，高尿酸血症，女性化乳房（利尿薬），気管支喘息，徐脈（β遮断薬〈βブロッカー〉）[2]。

また，降圧薬，血糖降下薬などを服用した際に，薬効が著明となり，意識消失をまねき，転倒するなどのリスクもあげられる。

（2）誤薬防止・医療安全の観点から

a) 用量・回数，薬剤名などのミス

医師の処方，注射薬のオーダーの時点で，用量，用法の誤りが生じる場合がある。1桁用量を誤る，回数を誤る場合など，また，抗がん薬など，体表面あたりで計算する場合，またオーダリングシステムや電子カルテで入力する際の単純入力ミス，1筒用いる場合の濃度，週1回を，毎日と誤るなど，実に多くの人為的ミスがあげられる。ダブルチェック

体制が必要であるが，これも形骸化する場合がある。オーダリングシステムや電子カルテなどの入力ミスが，起こりやすいので注意を要する。

投与時に，バーコードで投与者と患者と薬品・点滴ボトルなどをチェックするシステムがあり，誤薬のリスクは減っているが，発注時にミスをする場合もある。

b）　紛らわしい名称

薬品名の取り違えでは，たとえば，サクシゾン® （ステロイド製剤）とサクシン（筋弛緩剤）の取り違えなど，紛らわしい薬品名（商品名）の組み合わせがあげられる。救急処置カートなどで，このような薬品が，近くに置いてある場合は，特に間違えやすい。救急処置カートの薬品の選択など，日頃から注意することが重要である。

c）　患者誤認の防止

処置を行うたびに，患者氏名および生年月日を確認するなどが，安全対策上必要とされる。また，患者ネームプレート，ボトルなど薬品ラベル，処置を行う病院職員のネームカードの三者を，バーコードなどで読み取り確認するシステムなども，患者取り違えの防止になる。

2．ポリファーマシー

（1）ポリファーマシー

わが国では，高齢化が進展し，高齢患者を中心に，ポリファーマシーが問題となっている。ポリファーマシーとは，多剤服用で，害がでるものであるが，単に服用する薬剤数が多いこと（多剤服用）ではなく，それに関連して薬物有害事象のリスク増加，服薬過誤，服薬アドヒアランス低下などの問題につながる状態である。

診療報酬でもポリファーマシー対策が医師，薬剤師双方で評価されるように制度が変化するなど，ポリファーマシー対策が必要とされてい

る。地域医療からみても，ポリファーマシー対策は，地域包括ケアシステムに包含されるべき重要な課題と言える。したがって，ポリファーマシー対策では多職種協働，特に医師と薬剤師と看護師の連携が必須であり，日本老年薬学会などによる「ポリファーマシー見直しのための医師・薬剤師連携ガイド」などを活用する必要がある。

（2）高齢者の特色・特徴

わが国は少子高齢化により，医療を受けている高齢者が増加している。高齢者は，複数の医療機関を受診することもあり，多剤処方や重複処方が多く認められる。さらに高齢者の生理的特徴として，薬物の代謝速度が遅いということがあげられる。これにより，薬物アレルギーのほかに，薬効が強く現れること，血中濃度の上昇などによる有害事象が生じることが，近年，高齢者医療の大きな課題になっている[3,4]。

a）高齢者の特徴

高齢者は，加齢により肝機能が低下して，肝代謝の遅れにより薬剤の血中濃度が高くなる。さらに腎機能の低下により，薬剤の体外への排泄が遅れることによる半減期の延長があり，薬剤の体内への蓄積効果を起こし，血中濃度上昇が生じる。また，薬剤同士の相互作用も影響を与える。

急性期病院の入院症例では，高齢者の6〜15％に薬物有害事象を認めており，60歳未満に比べて70歳以上では，1.5倍から2倍の出現率を示した[5,6]。

高齢者疾患の薬物有害事象が増加する要因を**表 15-1** にあげる。薬物動態の加齢変化に基づく薬剤感受性の増大と，服用薬剤数の増加である。

表 15-1　高齢者疾患の薬物有害事象が増加する要因

疾患上の要因	複数の疾患を有する→多剤併用，併科受診 慢性疾患が多い→長期服用 症候が非定型的→誤診に基づく誤投薬，対症療法による多剤併用
機能上の要因	臓器予備能の低下（薬物動態の加齢変化）→過量投与 認知機能，視力・聴力の低下→アドヒアランス低下，誤服用，症状発現
社会的要因	過少医療→投薬中断

（3）多剤併用（polypharmacy）の問題点

　高齢者は，複数の疾患を抱えて，それぞれに治療を受けているため，多剤併用になりやすい。老年科外来の多施設調査[7]では平均 4.5 種類，レセプト調査[8]では，70 歳以上で平均 6 種類以上服用していた。

　多剤併用は，薬剤費の増大という観点からも問題はあるが，薬物相互作用や飲み忘れ，飲み間違いの問題がある。また，薬剤数と薬物有害事象の関係を解析した報告によると，6 種類以上の薬の服用で，薬物有害事象の発生増加に関連した[9]。

　また，外来患者で薬剤数と転倒の発生を解析した研究では，5 種類以上の薬の服薬をしている患者で，転倒の発生率が高かった[10]。

（4）服薬管理・支援と一元管理の必要性[11]

　高齢者では，多剤併用に服薬管理能力の低下が加わり，服薬が，医師の指示どおりに行われていない場合が多い。その場合は，十分な服薬の効果は期待できないばかりか，薬剤の副反応や相乗効果などの有害事象の危険が生じる。服薬管理能力に問題があると考えられる症例では，服薬状況を確認しながら薬剤と服用方法を決定し，患者・家族に指導する必要がある。一包化や，服薬カレンダーなどの支援ツールの活用もある。

3. IPW（チーム医療〈病院内〉，薬剤師の役割）

（1）IPW（Inter-professional Work）とは

　保健（行政）・医療・福祉の複数領域の専門職者が活躍する臨床現場や地域において，それぞれの技術と役割を基に，共通の目標を目指す連携協働を Inter-professional Work（IPW）と定義する。

　保健医療福祉サービスを提供するシステムのなかで効果的で効率的，経済効果にも優れ，かつ質の高いサービスを実践していくための望ましいアプローチ形態を表す理念である。複数の専門職が協働して，患者サービスにあたる。

（2）薬剤師の役割の拡大

　薬学部の学部教育が，4年制から6年制教育に延長され，実務実習が拡充された。薬剤師は，医療専門チームの一員として，病棟など医療の現場に出向いて，直接患者に接する業務の一翼を担うようになってきており，以前のように，薬局の窓口の奥に閉じこもっていた時代とは大きく異なっている。

（3）チーム医療としての薬剤師の課題

　チーム医療を支える医療職は，常に患者中心に業務を考え，それぞれの分野の専門職として患者の利益を守り，提供されるサービスの質の向上に努める[12]。

　薬剤師は，チーム医療を支える薬物療法の専門家として期待されている。医師や看護師は，それぞれの専門分野を極めることにより，患者の医療に貢献するが，薬に関することは，薬剤の専門職である薬剤師を尊重するべきである。

　医療技術の進展とともに薬物療法が高度化しており，チーム医療において，薬剤の専門家である薬剤師が主体的に，薬物療法に参加することが，医療安全の観点から非常に有益であるとされている[13]。一方，近年は後発医薬品の種類が増加するなど，薬剤の幅広い知識が必要とされているが，病棟において薬剤師が十分に活用されていないとの指摘があった。さらには，医師や看護師が，注射剤の調整（ミキシング），副作用のチェックなど，薬剤の管理業務を担っており，医師や看護師の負担になっている。

　従来は，補液など点滴のボトルの薬液の混合は，病棟のナースステーションで，当番の看護師など（混合注入を専門に担当する当番看護師がいることが通常であり，筆者も病棟担当医勤務時代は，目にしていた）が専門に行っていた。

（4）歴史的変遷

　2007（平成 19）年 12 月 28 日付厚生労働省医政局長通知[14]では，勤務医の負担軽減に向けた医療関連職の役割分担見直しに関して，薬剤の管理について，「医師や看護職員が行っている場合もあると指摘されているが，ミキシングを行った点滴薬剤等のセッティング等を含め，薬剤師の積極的な活用を図り，医師や看護職員の業務を見直すことで，医療安全の確保及び医師等の負担の軽減が可能となる」と指摘された。このころから，病棟ごとに専属の薬剤師が配属され，入院患者の服薬管理を行いだした。

　2008（平成 20）年の「安心と希望の医療確保ビジョン」[15]では，「医療機関に勤務する薬剤師がチーム医療の担い手として活躍するために，病棟等での薬剤管理や，医師・看護師と患者・家族の間に立ち服薬指導を行うなどの業務の普及に努める」とされた。

さらに，2010（平成 22）年 4 月 30 日厚生労働省医政局長通知「医療スタッフの協働・連携によるチーム医療の推進について」[16]で，薬剤師の医療チームでの積極的な活用が示された。

2012（平成 24）年度診療報酬改定で，病棟薬剤業務実施加算が算定できるようになり，看護師と医師が主であった病棟に薬剤師が参加して，チーム医療を行うことが，一層推進された。

（5）実践

チーム医療における薬剤師の役割として，薬剤のアレルギー歴，副作用歴管理があげられる。アナフィラキシーショックや，薬疹など副作用・アレルギー歴を評価して，電子カルテに記載，禁忌薬の登録を行う。

4．地域包括ケアシステム・在宅医療における チーム医療と多職種連携

（1）地域包括ケアシステム

地域包括ケアシステムは，地域における医療及び介護の総合的な確保の促進に関する法律第二条[17]にて，『この法律において「地域包括ケアシステム」とは，地域の実情に応じて，高齢者が，可能な限り，住み慣れた地域でその有する能力に応じ自立した日常生活を営むことができるよう，医療，介護，介護予防（要介護状態若しくは要支援状態となることの予防又は要介護状態若しくは要支援状態の軽減若しくは悪化の防止をいう。），住まい及び自立した日常生活の支援が包括的に確保される体制をいう』と規定されている。

地域医療および地域包括ケアシステムにおいて，医師，看護師に加えて，歯科医師，薬剤師，理学療法士・作業療法士や，介護福祉士，社会

福祉士，メディカルソーシャルワーカー，ケアマネジャーなどの多職種による連携，多職種連携が求められている。

（2）在宅患者訪問薬剤管理

　在宅患者訪問薬剤管理指導料は，在宅での療養を行っている患者で通院が困難な者に対して，予め地方厚生局に在宅患者訪問薬剤管理指導を行う旨を届け出た保険薬局の薬剤師が，医師および患者の同意を得て，医師の指示に基づき，薬学的管理指導計画を策定し，患家を訪問して薬歴管理，服薬指導，服薬支援，薬剤服薬状況，薬剤保管状況および残薬の有無の確認などの薬学的管理指導を行った場合に算定できるものである[18]。

　対象者が要介護認定を受けている場合は，ケアマネジャーにも訪問結果の概要を情報提供する。

（3）在宅医療の現場

　訪問する頻度は薬を持参するとき（週に 1 度〜月に 1 度）だけでなく，服薬状況の確認や，すでに届いている薬を「お薬カレンダー」へ配置するために，訪問する場合もある。また，患者の生活のリズムや無理のない服薬回数にするための薬の選択について処方医に提案することもある。

　通院が困難な者に対して実施するのが原則であるが，通院はできるが認知症や，高齢の単身生活者で服薬の見守り者がいない者など服薬を忘れてしまうことが多い場合も対象となる。

　在宅医療の現場では，退院前カンファレンスに積極的に参加し，患者の入院中の主治医・担当医および在宅医療の主治医（在宅主治医）や病院の病棟担当看護師と退院調整看護師，訪問看護師，ケアマネジャーな

どと，顔をあわせ，それぞれの役割を把握し，連絡先を確認する。これにより情報・方針を共有して，患者が医療機関を退院し，在宅療養への移行がスムーズに行われるように支援する。

　患者・利用者が地域（自宅）に帰った後は，ケアマネジャーが開催する「サービス担当者会議」（ケアカンファレンス）に参加して，患者や家族の生活状況や介護上の課題を把握して，また将来生じるであろう介護上，医療上の課題・問題に対する対処方法を，事前にチームで話し合い，情報の共有，治療方針の共有を図る。

（4）介護施設の現場

　介護施設の現場でも，入院医療，在宅医療と同様に，医療介護チームが多職種連携を行う。

　介護施設には，薬剤師がいる施設（介護医療院・定数 300 名以上の老人保健施設など）とそれ以外の施設があるが，多くの施設には薬剤師が不在である。薬剤師がいる施設においてはポリファーマシーや高齢者に対しての不適切薬剤使用や多剤併用の問題などのチェック機能がはたらくと考えられる。

　薬剤師が不在の施設においても，隣接する病院・診療所，あるいは調剤薬局が積極的に関与することで，薬剤の適正化を達成できる可能性がある。

引用文献

1) SJS 患者会ホームページ.
   http://www.sjs-group.org/3.SJS/SJS_index.html
2) 浦部晶夫，他編：今日の治療薬 2015．pp.555-556，南江堂，2015．
3) 日本老年医学会日本医療研究開発機構研究費・高齢者の薬物治療の安全性に関

する研究研究班編：高齢者の安全な薬物療法ガイドライン 2015．pp.12-16，メジカルビュー社，2015．

4) 秋下雅弘：高齢者の診療─薬物療法ガイドラインの考え方と使い方．日医師会誌 144（11）：2261-2264，2016．

5) 鳥羽研二，他：薬剤起因性疾患．日老医誌 36（3）：181-185，1999．

6) 秋下雅弘，他：大学病院老年科における薬物有害作用の実態調査．日老医誌 41（3）：303-306，2004．

7) Suzuki Y, et al： Multiple consultations and polypharmacy of patients attending geriatric outpatient units of university hospitals. Geriatr Gerontol Int 6（4）：244-247, 2006.

8) 寶滿誠，他：福岡県の某健康保険組合における老人保健制度医療対象レセプトの解析─外来診療における個人単位分析，多科・重複受診に関するレセプトの解析．日公衛誌 48（7）：551-559，2001．

9) Kojima T, et al：High risk of adverse drug reactions in elderly patients taking six or more drugs：analysis of inpatient database. Geriatr Gerontol Int 12（4）：761-762, 2012.

10) Kojima T, et al： Polypharmacy as a risk for fall occurrence in geriatric outpatiens. Geriatr Gerontol Int 12（3）：425-430, 2012.

11) 日本老年医学会日本医療研究開発機構研究費・高齢者の薬物治療の安全性に関する研究研究班編：高齢者の安全な薬物療法ガイドライン 2015．pp.17-20，メジカルビュー社，2015．

12) 山田隆司：巻頭言．病院 73（10）：751，2014．

13) チーム医療の推進に関する検討会：チーム医療の推進について（チーム医療の推進に関する検討会　報告書）．厚生労働省，2010．

14) 厚生労働省医政局長通知：医師及び医療関係職と事務職員等との間等での役割分担の推進について．厚生労働省，2007．

15) 厚生労働省：安心と希望の医療確保ビジョン．厚生労働省，2008．

16) 厚生労働省医政局長通知：医療スタッフの協働・連携によるチーム医療の推進について．厚生労働省，2010．

17) 地域における医療及び介護の総合的な確保の促進に関する法律，第二条．

18) 在宅患者訪問薬剤管理指導料

参考文献

ⅰ）日本老年学会：健康長寿診療ハンドブック―実地医家のための老年医学のエッセンス．メジカルビュー社，2011．
ⅱ）DINF 障害保健福祉研究情報システム：用語の解説　IPW（Inter-professional Work）／ IPE（Inter-professional Education）．日本障害者リハビリテーション協会情報センター．
https://www.dinf.ne.jp/doc/japanese/prdl/jsrd/rehab/r140/r140_glossary.html
ⅲ）串田一樹，他編，高橋眞生編：薬剤師の訪問業務　基礎・実践・応用．2014-2015 年版，薬ゼミ情報教育センター，2015．
ⅳ）大河内二郎：介護施設におけるポリファーマシー対策．日老医誌 56（4）：455-459，2019．
ⅴ）日本老年薬学会，他編：ポリファーマシー見直しのための医師・薬剤師連携ガイド．南山堂，2018．

索引

●配列は五十音順，＊は人名を示す。

分担執筆者紹介

（執筆の章順）

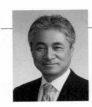

代田　浩之（だいだ・ひろゆき）・執筆章→6・7

1979 年 3 月	順天堂大学医学部卒業
1979 年 4 月	虎の門病院内科
1985 年 5 月	米国 Cleveland Clinic, Department of Cardiology, International Fellow
1985 年 10 月	順天堂大学循環器内科専攻生
1987 年 4 月	順天堂大学循環器内科助手
1993 年 8 月	米国 Mayo Clinic, Division of Cardiovascular Diseases, Visiting Physician and Scientist
1995 年 11 月	順天堂大学循環器内科講師
2000 年 7 月	順天堂大学循環器内科教授（～2019 年 3 月）
2008 年 4 月	同医学部附属順天堂医院副院長併任（～2014 年 3 月）
2012 年 2 月	台北医科大学客員教授（～2015 年 1 月）
2014 年 4 月	順天堂大学医学部附属順天堂医院院長併任（～2016 年 3 月）
2016 年 4 月	順天堂大学大学院医学研究科長・医学部長併任（～2019 年 3 月）
2018 年 6 月	北京大学客員教授（現在に至る）
2019 年 4 月	順天堂大学保健医療学部学部長（現在に至る）
2019 年 4 月	順天堂大学保健医療学部診療放射線学科特任教授（現在に至る）
2019 年 4 月	順天堂大学大学院医学研究科循環器内科学特任教授（現在に至る）
学会活動	日本内科学会功労会員（評議員，関東支部長，救急委員会委員長などを歴任），日本循環器学会特別会員（評議員，理事，医療安全・学術委員会予防部会部会長，医療倫理委員会委員長，健保対策委員会委員長などを歴任），日本心臓病学会名誉会員（評議員，理事，総務委員会委員長，代表理事などを歴任），日本心臓リハビリテーション学会（監事），日本心血管画像動態学会（理事），日本医学会連合（研究倫理委員会委員），欧州心臓学会（Fellow of the European Society of Cardiology），米国心臓学会（Fellow of the American College of Cardiology）
公　職	動脈硬化性疾患診療ガイドライン委員，Circulation Journal Editorial Board，独立行政法人医薬品医療機器総合機構専門委員，International Heart Journal Consulting Editor，一般社団法人日本医学会連合研究倫理委員会委員，一般財団法人公正研究推進協会医生命科学系分科会委員，Circulation Reports Editorial Board Member，厚生労働省薬事食品衛生審議会薬事分科会医薬品第一部会委員，厚生労働省循環器疾患・糖尿病生活習慣病対策総合研究事業中間・事後評価委員
専門領域	冠動脈疾患の診断治療と予防，動脈硬化

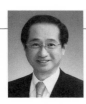

小川　薫（おがわ・かおる）

・執筆章→8・9

1980 年	順天堂大学医学部卒業
1983 年	順天堂大学医学部助手（消化器内科学）
1989 年	スイス・チューリッヒ大学医学部 Ober Arzt（放射線科学）
1990 年	スイス・チューリッヒ大学医学部 Leitender Arzt（放射線科学）
1994 年	順天堂大学医学部講師（消化器内科学）
2002 年	順天堂大学医学部先任准教授（消化器内科学）
2010 年	順天堂大学保健看護学部教授（臨床医学）
2014 年	順天堂大学大学院医療看護学研究科教授（臨床病態学）
専門領域	内科学，消化器病学，内視鏡学，臨床栄養学
学会活動	日本内科学会認定内科医・指導医，日本消化器病学会専門医・指導医，日本消化器内視鏡学会専門医・指導医，日本超音波医学会専門医，日本臨床栄養代謝学会認定医・指導医，日本救急医学会認定 BLS・ICLS コースディレクター，日本消化器内視鏡学会本部評議員，日本臨床栄養代謝学会本部評議員

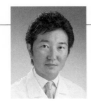

乾　啓洋（いぬい・あきひろ）

・執筆章→10・11

2002 年 3 月	東京医科大学医学部卒業
2004 年 5 月	順天堂大学医学部附属順天堂医院内科研修終了後に順天堂大学医学部総合診療科入局
2005 年 8 月	伊豆七島の新島村国保新島診療所にて離島診療（〜2006 年 4 月）
2008 年 3 月	順天堂大学にて医学博士の学位授与
2008 年 4 月	順天堂大学医学部総合診療科助教
2012 年 8 月	Mayo Clinic, Division of Infectious Diseases（visiting clinician）（〜2012 年 11 月）
2015 年 4 月	順天堂大学医学部総合診療科准教授
2019 年 12 月	順天堂大学医学部総合診療科学講座先任准教授（現在に至る）
資　格	日本内科学会（認定内科医・総合内科専門医・内科指導医），日本感染症学会（感染症専門医），日本老年医学会（認定老年病専門医・指導医），日本病院総合診療医学会（認定病院総合診療医・指導医），日本プライマリ・ケア連合学会（プライマリ・ケア認定医），日本エイズ学会（認定医・指導医）
専門領域	内科一般，感染症（特に HIV/AIDS）

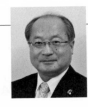

小松　則夫（こまつ・のりお） ・執筆章→ 12

1981 年	新潟大学医学部卒業
1986 年	自治医科大学血液科病院助手
1990 年	ニューヨーク血液センター留学
1992 年	自治医科大学医学部講師（血液科）
2000 年	自治医科大学医学部助教授（内科学講座血液学部門〈旧血液科〉）
2004 年	山梨大学医学部教授（血液内科）
2008 年	山梨大学医学部教授（血液・腫瘍内科学講座〈旧血液内科〉）
2009 年	順天堂大学医学部教授（内科学血液学講座）（現在に至る）
専門領域	血液内科学
学会活動	日本血液学会（評議員，理事，機関誌「臨床血液」編集長，プログラム企画委員〈骨髄系腫瘍領域委員長〉，診療委員会委員，学術・統計調査委員会委員，MPN 研究実行委員会副委員長，第 81 回日本血液学会学術集会会長），内科系学会社会保険連合委員（血液関連委員長），日本アンチ・ドーピング機構（JADA）学術委員，日本サイトメトリー学会（理事，学術委員長，財務委員）

射場　敏明（いば・としあき） ・執筆章→ 13

1984 年 3 月	順天堂大学医学部卒業
1987 年 4 月	順天堂大学医学部外科学第二講座助手
1989 年 6 月	千葉大学医学部救急部集中治療部専攻生
1989 年 9 月	米国エール大学血管外科客員研究員
1997 年 11 月	順天堂大学医学部外科学第二講座講師
2006 年 11 月	順天堂大学医学部救急災害医学研究室助教授
2007 年 12 月	順天堂大学医学部救急災害医学研究室教授
専門領域	1）敗血症と多臓器不全
	2）DIC と微小循環障害
	3）血栓症と抗凝固療法

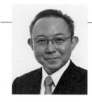

田久保　憲行 （たくぼ・のりゆき）

・執筆章→ 14

1996 年	北里大学医学部卒業
1999 年	北里大学医学部助手（小児科学）
2005 年	北里大学大学院医療系研究科臨床医学群小児科学専攻博士課程修了
	小児 1 型糖尿病の疾患感受性遺伝子の家系解析で学位取得（指導教授：松浦信夫教授）
2005 年	北里大学医学部助教（小児科学）
2010 年	北里大学北里研究所メディカルセンター病院臨床講師
2012 年	北里大学大学院医療系研究科専任助教
2015 年	順天堂大学医学部小児科学講座准教授
	順天堂大学大学院医学研究科小児思春期発達・病態学准教授（兼任）
専門領域	小児科一般，小児内分泌代謝・糖尿病学，小児病態栄養学，先天代謝異常症，遺伝・染色体異常
学会活動	日本小児科学会専門医・指導医，日本内分泌学会内分泌代謝科（小児科）専門医・指導医，日本糖尿病学会専門医・指導医，日本病態栄養学会病態栄養専門医・指導医，臨床研修指導医，日本小児科学会代議員，日本小児科学会東京都地方会幹事，日本小児保健協会代議員，日本小児内分泌学会評議員

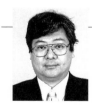

田城　孝雄 （たしろ・たかお）

・執筆章→ 15

1956 年	青森県八戸市に生まれる
1980 年	東京大学医学部保健学科卒業（保健学士）
1980 年	東京大学医学部医学科学士入学
1984 年	東京大学医学部医学科卒業（医学士）
1988 年	東京大学医学部附属病院内科学第一講座助手
1990 年	米国 Michigan 大学内科 Research Fellow
1997 年	東京大学医学部附属病院医療社会福祉部助手
2000 年	東京大学より「ヒスタミン H2 受容体のリガンド認識機構の研究—非競合的拮抗薬の理論的創薬—」にて博士（医学）の学位授与
2002 年	日本医師会総合政策研究機構主任研究員
2003 年	順天堂大学医学部公衆衛生学講座講師
2007 年	順天堂大学医学部公衆衛生学講座准教授
2011 年	順天堂大学スポーツ健康科学部健康学科教授
2012 年	放送大学教養学部教授（現在に至る）
専門領域	内科，公衆衛生学，地域包括ケア，医療提供体制，医療連携，地域再生，まちづくり

編著者紹介

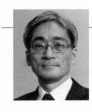

櫻井　隆（さくらい・たかし）　・執筆章→1・2

1986 年	東京大学医学部医学科卒業
1990 年	東京大学大学院医学系研究科第 3 種博士課程（薬理学）修了
	東京大学医学部助手（薬理学第一講座）
1997 年	米国ハーバード大学生物学研究所 Visiting Scholar
1998 年	米国タフツ大学医学部生理学教室 Postdoctoral Fellow
2000 年	理化学研究所脳科学総合研究センター研究員
2006 年	順天堂大学医学部薬理学講座教授
	順天堂大学大学院医学研究科細胞・分子薬理学教授
専門領域	神経薬理学
学会活動	日本薬理学会（学術評議員），日本神経科学学会，日本認知症学会，日本筋学会（理事），北米神経科学学会，米国化学会

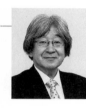

服部　信孝 （はっとり・のぶたか） ——————————— ·執筆章→ 3·4·5

1985 年 3 月	順天堂大学医学部卒業
1985 年 5 月	医師国家試験合格，順天堂大学医学部附属順天堂医院脳神経内科臨床研修医及び専攻生
1989 年 7 月	日本神経学会認定医
1990 年 4 月	順天堂大学医学部大学院医学研究科入学
1990 年 8 月	名古屋大学医学部生化学第二国内留学（～1993 年 8 月）
1994 年 3 月	順天堂大学医学部大学院医学研究科卒業　医学博士の学位授与
1994 年 10 月	東京都立荏原病院神経内科 非常勤医員（～1995 年 3 月）
1995 年 4 月	順天堂大学医学部神経学講座 助手
1999 年 7 月	順天堂大学医学部神経学講座 臨床講師
2000 年 8 月	順天堂大学医学部老人性疾患病態治療研究センター専任講師
2000 年 9 月	順天堂大学医学部神経学講座 講師併任
2001 年 5 月	順天堂大学医学部神経学講座 専任講師
2003 年 5 月	順天堂大学老研センター・神経学教室助教授
2006 年 7 月	順天堂大学医学部神経学講座 教授
2019 年 4 月	順天堂大学医学部長・医学研究科長併任
2020 年 10 月	国立研究開発法人理化学研究所脳神経科学研究センター神経変性疾患連携研究チームチームリーダー併任
賞　　罰	
1998 年	公益信託加藤記念難病研究助成基金
2001 年	上原生命科学財団研究助成金，財団法人長寿科学振興財団理事長奨励賞受賞，第 42 回日本神経学会総会会長賞（金澤一郎会長）
2002 年	第 39 回ベルツ賞 1 等賞（テーマ：神経変性疾患の分子機構）
2003 年	日本神経学会賞
2004 年	上原生命科学財団研究助成金，トムソンサイエンティフィック社 Research Fronts Award 受賞（13 部門 16 人）
2007 年	ESI の高被引用回数(1996～2006 年)で，パーキンソン病部門第 7 位にランク
2012 年	文部科学大臣表彰科学技術賞（研究部門）
2017 年	日本神経学会楢林賞受賞
専攻領域	パーキンソン病，神経分子生物学，神経化学，神経細胞死と老化，酸化的ストレスと神経細胞死
学会活動	日本パーキンソン病・運動障害疾患学会（代表理事），日本神経学会，ミトコンドリア研究会，日本神経治療学会，日本神経精神薬理学会，日本生化学会，日本分子生物学会，日本神経病理学会，日本認知症学会，日本平衡神経耳科学会，日本在宅医学会，International Parkinson and Movement Disorder Society（MDS），American Neurological Association，American Academy of Neurology

放送大学教材　1710168-1-2111（テレビ）

改訂版　疾病の回復を促進する薬

発　行　　2021 年 3 月 20 日　第 1 刷
編著者　　櫻井　隆・服部信孝
発行所　　一般財団法人　放送大学教育振興会
　　　　　〒 105-0001　東京都港区虎ノ門 1-14-1　郵政福祉琴平ビル
　　　　　電話　03（3502）2750

Printed in Japan　ISBN978-4-595-32261-7　C1347